Wir, „Kinski“ und ich

Alltag im Ausnahmezustand
Im Porträt: Menschen mit psychischen Erkrankungen

Wiebe Bökemeier

Wir bedanken uns bei allen Beteiligten für ihre vielfältige Unterstützung, neben den im Buch Genannten vor allem bei unseren Pädagoginnen und Pädagogen, die ihre Klientinnen und Klienten betreuen und die Gespräche vorbereitet und begleitet haben.

Vorwort

Wiebe Bökemeier

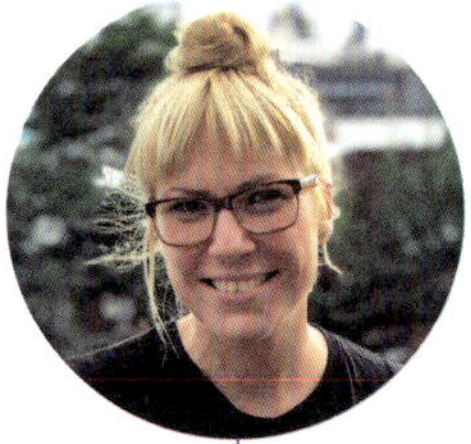

Liebe Leserin, lieber Leser,
in Deutschland sind fast 18 Millionen Menschen von einer psychischen Erkrankung betroffen. Das entspricht in etwa der Einwohnerzahl Nordrhein-Westfalens. Psychische Erkrankungen machen rund ein Fünftel aller Krankmeldungen in Deutschland aus.
Da stellen sich Fragen: Wie ist es möglich, dass so viele von uns so wenig von diesen Menschen wissen? Wie leben sie? Wie fühlen sie sich in unserer Gesellschaft, wie nehmen wir sie wahr? Wie werden sie von uns wahrgenommen? Und vor allem: Wer zeigt ihnen Wege auf, wenn sie im Alltag an Grenzen stoßen?
Diese persönliche und begleitende Form der Hilfe kann in den Grenzen des Gesundheitssystems so und ohne Weiteres kein Psychologe, kein Psychiater leisten.
Hier setzt die ambulante Sozialpsychiatrie der Pestalozzi-Stiftung Hamburg ein, mit Pädagoginnen und Pädagogen, die in ihre Arbeit sowohl Empathie und Fingerspitzengefühl als auch Kraft und Humor einbringen.
Auch die Klientinnen und Klienten betraten für dieses Buch Neuland. Es ist eine schwierige Entscheidung, eine ihnen bislang unbekannte Beobachterin in das eigene, oft komplizierte und wechselvolle Leben zu lassen. Die meisten Klienten warnten mich im Vorfeld, sie trügen, um nicht in eine „Schublade“ gesteckt zu werden, in der Öffentlichkeit eine Maske.
Britt Lemke, Leiterin des Bereichs „Assistenz zur Teilhabe“ von der Pestalozzi-Stiftung Hamburg, war von Anfang an optimistisch. Sie sagte mir: „Diese Menschen werden von vielen in unserer Gesellschaft unterschätzt. Aus einem einfachen Grund: Sie werden kaum wahrgenommen. Dabei sind sie witzig, intelligent, laut, leise, glücklich und traurig. Sie sind, abgesehen von ihrer Diagnose, wie wir anderen. Einige unserer Klienten werden diesen Mut aufbringen, damit sie endlich einmal gesehen und akzeptiert werden.“
Britt Lemke sollte recht behalten. Für dieses

Buch nahmen 14 Klienten ihre Masken ab. Ich durfte sieben Frauen und sieben Männer treffen, die mir vorurteilsfrei und vertrauensvoll begegneten, die mich überraschten, begeisterten, zum Nachdenken, zum Lachen und zum Weinen brachten.
Wir haben ihnen, um der Anonymität willen, „Künstlernamen" verliehen. Zum Beispiel „Kinski", dessen selbst gewähltes Pseudonym uns zu diesem Buchtitel inspirierte.
Das Ergebnis liegt jetzt in Ihren Händen. Danke, dass Sie das Interesse und die Neugier haben, diese einzigartigen Menschen kennenzulernen.

P. S.: Im Verlauf der Lektüre werden Sie feststellen: Alle Porträtierten haben wesentlich mehr Facetten als „nur" eine Diagnose. Aus diesem Grunde haben wir deren Beschreibungen ab Seite 116 zusammengefasst.

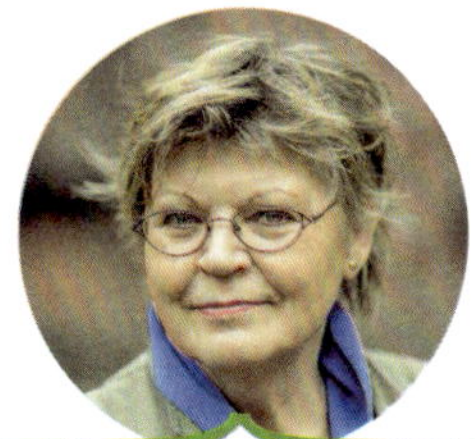

Schirmherrin Petra Oelker, Diplom-Sozialpädagogin und Schriftstellerin

„Seelische Krankheiten erscheinen uns als unheimlich und fremd, umso mehr, je weniger wir darüber wissen. Eine unberechenbare Dimension - da schaut man besser weg. Aber sie können jede und jeden treffen. Umso wichtiger ist dieses großartige Buch, für das unterschiedlich Erkrankte ihre Geschichten erzählt haben, von ihrem Erleben, ihren Wünschen und Sehnsüchten, ihren Ängsten. Es muss viel Mut erfordert haben, so aus der Anonymität herauszutreten und von einem Alltag mit ganz eigenen Lasten und Freuden zu sprechen. Wie nebenbei zeigen diese facettenreichen Lebensgeschichten auch, wie eng das ‚Normale' und das ‚Kranke' verschwistert und häufig nur wenig voneinander zu trennen sind.
Ich wünsche dem Buch und den Menschen, dem wir es verdanken, eine große Zahl von Leserinnen und Lesern – das Leben ist schöner und bunter, wenn wir alle mehr von einander wissen."

Liebe Leserin, lieber Leser,

Sie halten heute ein Buch der Pestalozzi-Stiftung Hamburg mit Porträts von Menschen in der Hand, die die Diagnose „Psychische Erkrankung“ erhalten haben. Was hat Sie dazu motiviert? Sind Sie ein Angehöriger, Freundin oder Freund der Familie, selbst betroffen? Sind Sie auf eine Ihnen fremde Welt gestoßen und wollen diese besser kennenlernen, oder erscheint Ihnen eine Person aus der Nachbarschaft immer wieder befremdlich, weil sie beispielsweise laut vor sich hin redet und nie grüßt?

Es gibt viele Gründe, sich mit Menschen zu beschäftigen, bei denen eine psychische Erkrankung diagnostiziert wurde. Viele wollen sicher das ungewöhnliche Verhalten verstehen und zeigen dadurch Interesse an dem Menschen. Damit haben Sie bereits einen sehr wichtigen Schritt auf ihn zu gemacht. Denn viele der erkrankten Menschen schämen sich und fühlen sich stigmatisiert. Dabei möchten sie wie alle Akzeptanz und Wertschätzung erfahren. Eine erlebte oder gefühlte Ablehnung führt meist zum Rückzug und zur Isolation, sodass erkrankte Menschen oftmals gar keine oder erst sehr spät Hilfe suchen.

In diesem Buch ermöglichen Menschen der Autorin Wiebe Bökemeier einen ungewöhnlichen Einblick in ihre Gedanken und Gefühle. Frau Bökemeier lässt sich auf die Welt der erkrankten Menschen ein und lernt in Gesprächen ihren Mut, ihre große Wärme, ihren Humor, ihre Hilfsbereitschaft und nicht selten einen bemerkenswerten Kampfgeist kennen. Dadurch erfährt sie nicht nur von Sorgen und häufigen seelischen Notlagen. Die Journalistin erfährt auch von Leidenschaften, Fähigkeiten, einer erstaunlich reflektierten Wahrnehmung ihres Umfeldes und von Strategien der Alltagsbewältigung. Und wenn Sie diese Porträts lesen, werden Sie verstehen, welchen Sinn das für uns ungewöhnliche Verhalten für die er-

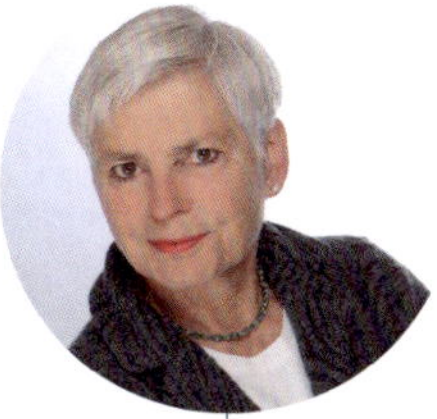

krankten Menschen hat und wie wichtig es für ihr Überleben sein kann.
Dieses Buch kann daher helfen, ein Bewusstsein für die verwundeten Seelen in unserer Gesellschaft zu entwickeln. Denn nur wer sich traut, diese Menschen kennenzulernen und ihnen zuhört, entdeckt ihre Fähigkeiten, Wünsche und Denkweisen. Das ist nicht abschreckend, sondern vielleicht sogar inspirierend. In jedem Fall können diese Porträts zu einem größeren Verständnis beitragen.
Psychische Erkrankungen gehören zum Leben dazu, und immer mehr Menschen sind davon betroffen. Insbesondere Depressionen spielen in unserer Gesellschaft eine zunehmende Rolle. Je eher ein Mensch in der Lage ist, Hilfe anzunehmen, desto größer ist die Chance für ihn, wieder ein weitestgehend selbstbestimmtes Leben zu führen. Nahezu unverzichtbar auf diesem Weg sind das Verständnis und die Unterstützung von Angehörigen, Freunden und anderen nahestehenden Personen. Sie haben ebenso mit der Erkrankung der Betroffenen, ihrer Veränderung zu tun und gleichfalls einen hohen Informationsbedarf.
Doch wie kann man so etwas Hochkomplexes wie die Psyche verstehen? Was spendet wirklich Trost? Und wie findet man aus der psychischen Krise wieder heraus? Die Arbeit der ambulanten Sozialpsychiatrie ist in der Öffentlichkeit kaum sichtbar. Doch ohne sie hätten viele nicht die Möglichkeit, zurück in ein eigenständiges Leben zu finden, und Angehörige bzw. Freunde keine Anlaufstelle für ihre Fragen und Sorgen. Die Pestalozzi-Stiftung Hamburg bietet zusammen mit den Angeboten vieler anderer Träger wichtige Hilfe, Beratung und Informationen an.
Darüber hinaus hat sich die Pestalozzi-Stiftung Hamburg jetzt auch darum verdient gemacht, die einfühlsame Journalistin Wiebe Bökemeier zu bitten, Porträts von Menschen zu erarbeiten, die sonst eher nicht in der Öffentlichkeit stehen. Ich finde, dass es ihr sehr gut gelungen ist, sich auf freundliche, interessierte und respektvolle Weise den Menschen zu nähern. Ich wünsche diesem Buch daher einen guten Erfolg und viele Leserinnen und Leser!

Ingrid Körner
Senatskoordinatorin für die Gleichstellung behinderter Menschen

Inhalt

{ 10 } „Ich wurde ausgetauscht – gegen einen Hund“
Warum „Kinski“ von dreckverkrusteten Schuhen träumt, sich vor seinem Briefkasten fürchtet und keine Angst vor der Apokalypse hat.

{ 18 } Von null auf hundert – und von hundert auf null
Meikes Leben war zwei Jahre lang ein Psychokrimi, voller Gewalt und Ohnmacht. Dann landete sie in einem Gefängnis – ihrer Wohnung.

{ 26 } Die Verwandlung
Wie der stille Anton zum forschen Stadtführer wurde, was mit seiner Gesichtsmaske geschah und warum er sich für die Zukunft 99 Nachbarn wünscht.

{ 32 } „Jede Spritze ist wie ein kleiner Tod“
Alle 14 Tage bekommt Anna Psychopharmaka. Die schenken ihr die Freiheit, allein in ihrem Haus zu leben – und sperren ihre Gefühle und Gedanken ein. Nur wenige Tage vor ihrer Dosis ist sie sie selbst.

{ 40 } „Ich fühlte mich wie ein frei schwebendes Teilchen“
Micha hatte sich verloren. Bei der Suche half ihm auch nicht sein Intelligenzquotient von 135. Heute ist er ganz bei sich.

{ 46 } „Ich bin ein Menschenmagnet“
Als Nati dem Treffen für dieses Buch zustimmt, hat sie nur eine Bedingung: „Ok, aber nur, wenn die Autorin mir nicht gleich mit dem nackten Hintern ins Gesicht springt.“

{ 54 } „Ich bin Mr. Gott“
Aus dem Leben eines bescheidenen Mannes, der sich einst allmächtig fühlte: Tayfun.

{ 62 } Der leere Blick
Weshalb ihn nicht alle sehen können – und Anna-Maria ihn schon von Weitem erkennt.

{ 70 } „Ich bin, wie ich bin, und das hat gute Gründe!“
Die Uhr über dem Türrahmen zeigt 14.01 Uhr an, die an der Wand 14.04 Uhr, die auf dem Beistelltisch 13.59 Uhr. Welche der Uhren in Angelas 15-Quadratmeter-Wohnzimmer die korrekte Zeit anzeigt, ist nicht wichtig.

{ 78 } **Der Freund der Vögel**
12 Kilo Körner am Tag, 365 Tage im Jahr – und jedes geschleuderte Gramm könnte Cem ins Gefängnis bringen.

{ 86 } **Der Weltenwanderer**
Er war Düsenjetpilot, Ritter und Agent: Stephan hat schon viele Herausforderungen gemeistert. Doch eines Tages katapultiert ihn seine Fantasie in ein reales Abenteuer. Er überlebt drei Wochen lang im Wald – ohne Proviant, frisches Wasser und schützendes Zelt.

{ 94 } **„Ich habe zwei Psycho-Päckchen zu tragen, da brauche ich nicht noch eines"**
1,95 Meter groß, breite Schultern, grimmiger Blick: Für seine beste Freundin ist Adam ein liebevoller Teddy, den man einfach umarmen möchte. Für Fremde erscheint er eher wie ein Brummbär, mit dem man sich besser nicht anlegt.

{ 100 } **Von Pfeilen, Pferden und Prestige**
Julia ist selbstbewusst und dabei voller Selbstzweifel. Über eine Suche nach der Mitte, um auf dem Weg das Glück zu finden.

{ 106 } **„Allein sind wir nie"**
Ihr Spiegelbild zeigt ihr mal Falten, mal Pausbacken; mal blaue, mal graue Augen. Für Haibara ist diese Verwandlung keine Kunst. Es ist anstrengender Alltag.

{ 4 } **Vorwort von Wiebe Bökemeier**
Autorin

{ 6 } **Vorwort von Ingrid Körner,**
Senatskoordinatorin für die Gleichstellung behinderter Menschen

{ 116 } **Medizinisches Glossar**

{ 124 } **Nachwort Landespastor Dirk Ahrens**

{ 126 } **Die Pestalozzi-Stiftung Hamburg**

{ 128 } **Beteiligte**

{ 129 } **Kontakt/Impressum**

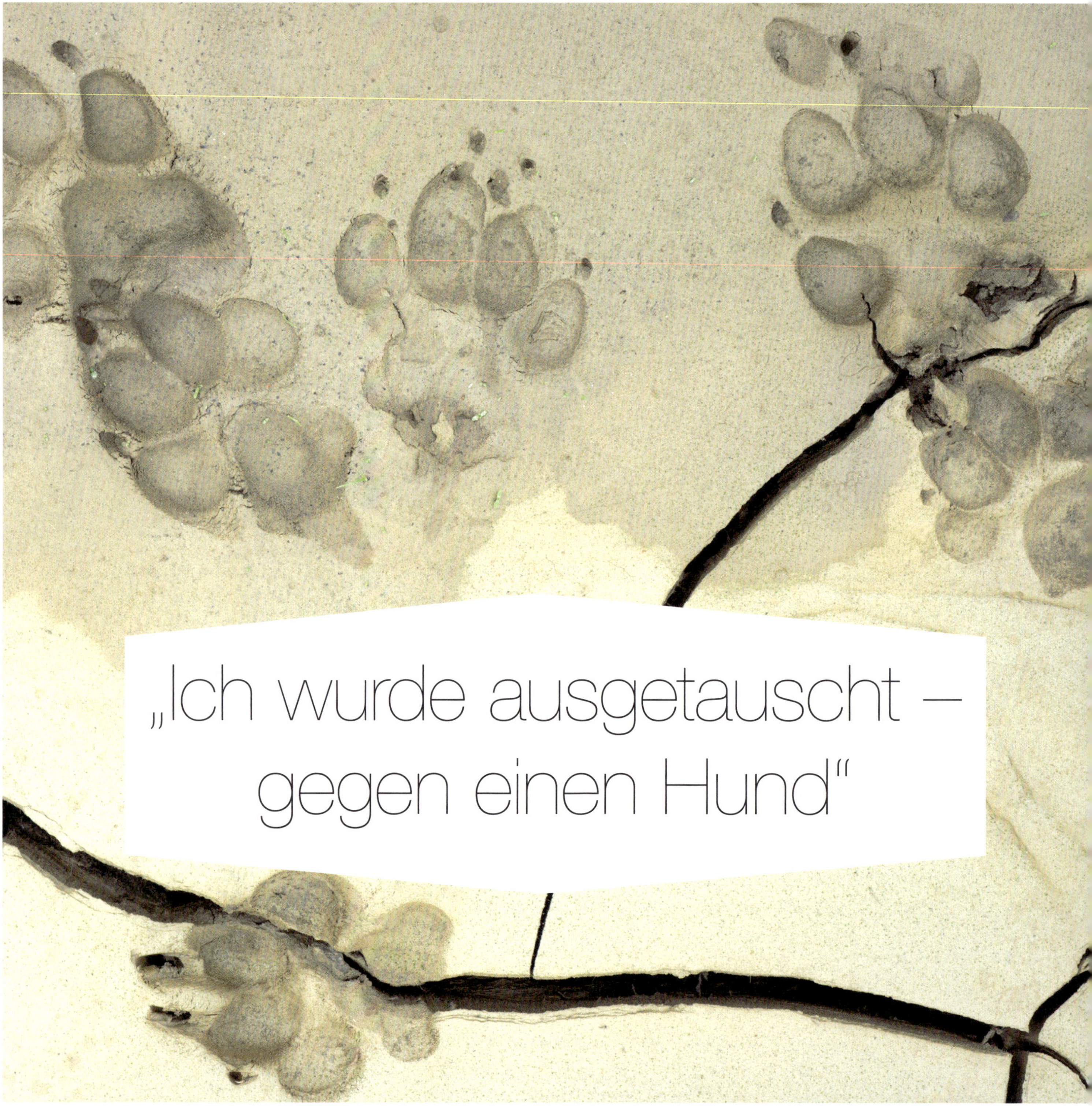

„Ich wurde ausgetauscht – gegen einen Hund"

Warum „Kinski“ von dreckverkrusteten Schuhen träumt, sich vor seinem Briefkasten fürchtet und keine Angst vor der Apokalypse hat.

Dieser Tag beginnt mit einer typischen Interviewsituation. Der Protagonist sucht sich einen Platz aus, es wird Kaffee eingeschenkt. Zum Warmwerden werden harmlose Fragen gestellt: „Hast du gut hergefunden?“, „Trinkst du mit Milch oder Zucker?“, „Wasser mit Sprudel oder ohne?“ So weit erst einmal nicht ungewöhnlich. Mit einem Unterschied: Nicht die Autorin stellt hier die Fragen, er tut es.

Lässig zurückgelehnt, einen Arm locker auf der Sofalehne abgelegt, arbeitet der 43-Jährige seinen Fragenkatalog ab. Dabei blickt er interessiert durch die gewölbten Gläser seiner runden Brille, seine grauen Augen wirken weise und groß wie die einer Eule. Schnell lenkt er das Gespräch geschickt auf die Hörspiele aus seiner Jugend: „Was glaubst du, wer mein Liebling aus den ‚Drei ???‘ ist?“ Er beantwortet die Frage selbst: „Natürlich der Dicke, Justus Jonas.“ Er lacht, hakt seine Daumen unter seine Hosenträger und lässt sie auf seinen vorgewölbten Bauch schnellen.

„Aber jetzt mal Schluss mit lustig“, sagt er plötzlich ernst und fährt sich mit gespreizten Fingern durch seinen blonden Igelschnitt. Dann reibt er die Handflächen raschelnd aneinander und erkundigt sich mit sanfter Stimme und hochgezogenen Augenbrauen: „Und du? Guckst du vielleicht im Fernsehen die Serie ‚Criminal Minds‘? So was guck ich am liebsten. Da töten so richtig irre Serientäter ...“ Beim letzten Satz verengen sich seine Augen zu schmalen Schlitzen. Er zeigt die Zähne, ohne zu lächeln. „Gut zum Üben ...“, murmelt er leise. Dabei huscht sein Blick zur geschlossenen Tür. Er sinniert: „Ob uns hier eigentlich jemand hören kann?“ Im Besprechungsraum der Begegnungsstätte der Pestalozzi-Stiftung Hamburg ist für einige Augenblicke nur das Gezwitscher der Vögel durch das geöffnete Fenster zu hören.

Dann prustet der 43-Jährige, der sich für dieses Buch das Pseudonym „Kinski“ aussuchte, los und versichert, er tue keiner Fliege etwas zuleide. So verrückt sei er nicht, er habe nur einen Witz gemacht.

Kinski liefert keine Offenbarung ohne Scherz, kein Drama ohne Komödie. Als müsse er jeder Katastrophe seines Lebenslaufs etwas Lustiges zur Milderung beimengen, um sie für die Außenwelt erträglicher zu machen. Wie es ihm wirklich geht, ist gut versteckt unter dem Deckmantel des Humors. „Eine prima Tarnung“ sei das. Was nicht bedeute, dass er keinerlei psychische Probleme habe, betont er. Er habe zwar noch nie in die Balla-Burg gemusst, so bezeichnet er die geschlossene Abteilung in der Psychiatrie, aber er habe ernsthafte Sorgen. Deshalb besuche er auch oft die Bematschten-Clubs, wie er die Angebote der Pestalozzi-Stiftung Hamburg nennt. Das helfe ihm, Kontakte zur Gesellschaft aufrechtzuerhalten. Kinski kocht mit den anderen Klienten der Ambulanten Sozialpsychiatrie gedünsteten Fisch oder „Freestyle“, spielt Uno oder Mensch ärgere dich nicht mit ihnen, hilft beim Abräumen der Kaffeetafel des Klönschnack-Angebots und trifft seine Betreuer Frieda und Peter. Die Gespräche mit den beiden lässt er so gut wie nie ausfallen. Sie seien schließlich seine ganz persönlichen Brieföffner, begründet er seine Zuverlässigkeit und zwinkert verschwörerisch.

Dann strafft er die Schultern und erklärt mit ernster Miene: „Also das kann ich nicht allein. Ich meine, Briefe zu öffnen. Ich bekomme dann Panik, Herzrasen.“ Allein der Gedanke an Post

„Willst du jetzt wissen, wie alles anfing?“

von den Behörden schnüre ihm den Hals zu, so Kinski. Grund dafür sei seine ausgewachsene Beamtendeutsch-Legasthenie. Mittlerweile schafft er es, seinen Briefkasten zu leeren und die Post mit in die Begegnungsstätte zu bringen, um sie gemeinsam mit Peter oder Frieda aufzumachen und auch zu beantworten. Das sei ein großer Schritt für ihn gewesen, sagt der 43-Jährige und fügt hinzu: „Meine Nachbarn sollen schließlich nicht dauernd beim Anblick des überquellenden Briefkastens denken: Ist der Dicke aus dem zweiten Stock jetzt endlich mal tot?“

Auf diesen ernst gemeinten Witz erkundigt sich Kinski mit einem vorsichtigen Lächeln: „Willst du jetzt wissen, wie alles anfing?“ Er tippt die Fingerspitzen aneinander, als suche er den richtigen Knopf, der ihn in die Vergangenheit katapultiert. Dann legt er die Hände auf die Knie und sagt bestimmt: „Wir gehen erst mal dahin, wo es am meisten weh tut. In meine Jugend. Dann haben wir das hinter uns.“ Er erzählt, dass er mit elf Jahren ins Heim kam. Sein Stiefvater sei genervt von ihm gewesen,

Er beobachtet die aufsteigenden Blubberblasen in seinem Wasserglas, wie sie an der Oberfläche zerplatzen. „Wie die Träume von Kindern", sagt Kinski zu sich selbst.

weil er nicht gespurt habe. „Ich wurde ausgetauscht – gegen einen Hund", sagt Kinski. Wieder würzt er seinen Schmerz mit einer Pointe: „Der war wohl leichter zu erziehen, der machte auf Kommando Sitz." Auch seine Mutter sei mit ihm überfordert gewesen, erinnert sich Kinski. Aber dass er im Heim gelandet sei, sei die Schuld seines Stiefvaters. Dieser habe Druck auf seine Mutter ausgeübt. Kinski schüttelt verwundert den Kopf. Er sei doch eigentlich selten frech, laut, unbelehrbar gewesen. Eher zurückhaltend, überlegt. Im Heim sei er dann noch leiser, vorsichtiger und scheuer geworden, sagt der 43-Jährige. Weil er in der Einrichtung fortwährend so ein seltsames Gefühl gehabt habe, als lauere irgendwo eine Gefahr. Etwas, das nicht greifbar, deswegen aber umso bedrohlicher gewesen sei. Sein Gefühl trügt Kinski nicht. Die Gefahr erscheint in Gestalt eines Mitinsassen, wie er den wenige Jahre älteren Täter nennt. „Ich konnte nicht fliehen, das war wie eine Vergewaltigung im Knast", beschreibt er diesen Tag, der sich über Wochen viele Male wiederholte. Die pikanten Details habe er erfolgreich verdrängt, sagt Kinski. Die Schmach hingegen, am Morgen danach mit dem Typen wieder am Tisch sitzen zu müssen, werde er niemals vergessen. Mit einem noch nicht strafmündigen Verbrecher, der vor den anderen Kindern höhnte und sich brüstete, der kleine Kinski habe dabei doch auch Spaß gehabt. „Und das Beste war", so der 43-Jährige, „der Typ wurde dafür belohnt, er durfte zurück zu seinen Eltern. Und ich nicht." Er beobachtet die aufsteigenden Blubberblasen in seinem Wasserglas, wie sie an der Oberfläche zerplatzen. „Wie die Träume von Kindern", sagt Kinski zu sich selbst. Dabei verzieht er schmerzvoll

das Gesicht, als hätte er Zahnschmerzen.
Dass er sich schon als Kind und Jugendlicher gegen physische und psychische Angriffe nicht wehrte, war ihm lange Jahre ein Rätsel. Erst in den vielen Gesprächen mit seinem Psychologen und seinen Betreuern über die Erniedrigungen im Heim habe er gespürt, dass mit ihm etwas nicht stimme: „Diese Erkenntnis hatte, neben dem nervigen Schmerz, ja dann was Gutes. Denn so habe ich ein Muster erkannt: Habe ich Angst, will ich mich verkriechen. Verkrieche ich mich, habe ich Angst, wieder aufzutauchen.“ Kinski bezeichnet sich selbst als unsicheren Charakter. Wie jemanden, der von Geburt an nie funktioniert habe. Wie einen Roboter mit emotionaler Fehlfunktion.

„Ich vergaß einfach, wie man sich mit jemandem unterhält."

Kinski kehrte mit 16 Jahren zurück nach Hause. Nicht, weil seine Eltern ihm eine Chance geben wollten: Das Heim wurde geschlossen, es gab nirgendwo einen Platz für ihn. Sein Stiefvater nahm ihn nur widerwillig auf. Doch der habe ja keine Ausrede mehr gehabt, so der 43-Jährige, dessen Wunschkind, der Hund, sei nämlich längst tot gewesen. „Dann drehte sich für mich die Elendsspirale fleißig weiter nach unten“, erinnert er sich. „Ich war total bocklos.“ Kinski, ohne Schulabschluss, absolvierte ein Praktikum im Kaufhof. Ohne Erfolg. Nach einem Jahr Arbeitslosigkeit begann er eine Lehre zum Hauswirtschaftshelfer und machte seinen Hauptschulabschluss. Anschließend folgten Ein-Euro-Jobs. Er jobbte bei einer Gebäudereinigungsfirma, kloppte Nachtschichten. Der redselige Kinski verstummte. Er erinnerte sich nicht einmal mehr, wie seine eigene Stimme klang. Zu diesem Zeitpunkt hatte sein Stiefvater ihn längst rausgeekelt. Er zuckt mit den Schultern. „Ich vergaß einfach, wie man sich mit jemandem unterhält.“
Ohne das „gewisse Fünkchen Kommunikationsfähigkeit“ sah Kinski keine Chance auf eine berufliche Zukunft. Deshalb sei er heute heilfroh, auf dem zweiten Arbeitsmarkt zu arbeiten. So müsse er niemandem Rechenschaft ablegen und keine Angst vor einer Kündigung haben. Der 43-Jährige ist in einer Schuhmacherei angestellt, die gebrauchte Schuhe wieder auf Vordermann bringt. Das mache ihm Spaß, weil er sich nicht anstrengen, nicht denken müsse. Er sortiert acht Stunden am Tag Schuhe, kratzt Schmutz von ihnen ab, poliert sie: „Maschine an, Kopf aus“, das ist sein Motto bei der Arbeit. Manchmal sehne er sich jedoch nach einer Herausforderung, so Kinski. Dann

„Ist mir so was von wumpe, ob ich süchtig bin. Hauptsache, schmerzfrei."

träumt er von schwarzen Herrenschuhen, die in einem desolaten Zustand zu ihm kommen: dreckverkrustet, ausgetrocknet, steif. „Und ich kann sie dann, schön stumpf, auf Hochglanz bringen", sagt er. „Das kann ich sogar, wenn ich mal wieder vor Angst wie gelähmt bin. Ich muss ja bloß die Treter an die Putzmaschine halten."

Nicht nur seine Ängste hemmen Kinski. Auch seine Rückenschmerzen, verursacht durch sein Übergewicht, bereiten ihm permanente Schmerzen. Er schluckt Schmerzmittel. Mal vier, mal sechs, mal acht am Tag. Er schnipst mit dem Daumen imaginäre Pillen in die Luft, die er anschließend mit weit geöffnetem Mund auffängt, als wären es Bonbons. Ein Arzt hatte ihm vor zehn Jahren eine Medikamentenabhängigkeit attestiert. „Arschbackenkuchenbacken", war Kinskis Entgegnung. „Ist mir so was von wumpe, ob ich süchtig bin. Hauptsache, schmerzfrei." Erst betäubte er nur seinen Rücken, später auch seinen Geist. Er bekam Psychopharmaka verschrieben, gegen seine Stimmungstiefs. Die Pillen nimmt er gern. Weniger gern gehe er zum Arzt, erklärt Kinski, um sich Nachschub zu holen. Auf die Frage, warum das so sei, verschränkt er die Arme vor der Brust und antwortet gereizt: „Da komm ich mir vor wie ein Bettler, der um sein Lebensglück bettelt. Außerdem bin ich laut Doktor eh therapieunfähig."

Aus diesem Grunde sei ihm auch so vieles egal, betont er. Er mache sich kaum Gedanken um die Welt, Krieg und Frieden. „Wozu auch?", fragt Kinski in die Luft. „Ich brauche nicht übers Leben nachdenken. Das Leben ist scheiße." Er spricht über das Ende der Nahrungskette, an dem er perspektivlos baumele, und die brutale Hackordnung des Lebens. Sein Platz sei da ganz unten. Erfolgreiche Menschen, mit Job, Geld und Glück, bezeichnet er als „stärkere Tiere", die eben einen Grund zum

Obwohl seine Mutter ihn abgeschoben habe, liebe er sie schon, sagt er. Irgendwie.

Lächeln hätten. Auch Kinski zeigt ein kurzes Lächeln. Dann weicht es einem trotzigen Gesichtsausdruck.

Völlig gleichgültig seien ihm die Menschen dann doch nicht, räumt er ein. Zumindest nicht Kinder und Greise. „Die stehen unter Schutz“, erklärt er mit ausgebreiteten Armen, als wolle er alle Alten und Jungen umarmen. Der Rest der Weltbevölkerung, abgesehen von seinen zwei Freunden, die sich – „überraschenderweise“, wundert sich Kinski – für ihn interessieren, sei ihm herzlich egal. Dann schnaubt er und lenkt ein: „Na gut, die mollige Afrikanerin letztens in der Bahn, die von irgendwelchen Idioten als ‚Fette Kuh‘ bezeichnet wurde, die habe ich auch verteidigt.“ Aber das auch nur, weil auch Dicke ein Recht auf ein wenig Respekt hätten, erklärt er.

Auf die Frage, ob er sich für seine Mutter interessiere, schweigt er eine Minute lang. Kein Spruch, kein Sarkasmus folgt. Das sei sein wunder Punkt, gibt Kinski widerstrebend zu. Obwohl seine Mutter ihn abgeschoben habe, liebe er sie schon, sagt er. Irgendwie. Und das bedeute für ihn, dass er sich um sie kümmern müsse: „Sie konnte nicht für mich da sein, aber ich kann es für sie.“ Der kräftige Kinski fällt bei diesen Worten in sich zusammen. Seine Kraft entweicht wie Luft aus einem Ballon, während er schildert, wie seine Mutter körperlich abbaut, von Tag zu Tag schwächer wird und kaum mehr allein rausgehen kann. Verantwortung, das sei so ein Gefühl, auf das er gut verzichten könne, sagt er. Besonders schlimm mache ihm die fortschreitende Altersstarrsinnigkeit zu schaffen, beschreibt er ihre – und seine – Hilflosigkeit. Die beiden streiten immer häufiger über Geld, welches seine Mutter ihm vor dem Einkauf akribisch in die Hand zählt und dann, zusammen mit den vollen Tüten, von ihm zurückverlangt. Kinski reibt sich mit den Händen über sein Gesicht, um die Gedanken daran wegzuwischen. „Ich habe ziemlich Angst vor dem, was da auf mich zukommt“, sagt er leise.

Der emotionale Augenblick endet abrupt. Kinskis Gesichtszüge werden starr. Er stellt hastig klar: Angst vor dem Tod seiner Mutter verspüre er keineswegs. Das Sterben gehöre zum Leben dazu und sei für uns alle unausweichlich. Kin-

„Angst habe ich viel mehr davor, dass wir nach unserem Ableben wieder auferstehen. Wie die Zombies."

ski schaut auf seine Schuhe und überlegt wenige Sekunden. Dann verschränkt der 43-Jährige die Arme vor der Brust, lehnt sich zurück und sagt: „Angst habe ich viel mehr davor, dass wir nach unserem Ableben wieder auferstehen. Wie die Zombies." Er schiebt grinsend nach, dass das wohl unrealistisch sei. Aber er habe sich schon das ein oder andere Mal gefragt, wie er selbst in so einem Horrorszenario, egal, ob nun dank Zombies oder eines Krieges, reagieren würde. Wie würde er in solchen Momenten handeln? Wenn Menschen damit beginnen, sich gegenseitig zu töten, aus Angst, jemand könne ihnen frisches Wasser, Proviant, warme Kleidung oder ihr Auto stehlen? Wenn Dinge, die plötzlich nicht mehr selbstverständlich seien, in der Apokalypse zu einer Art Lebensversicherung werden? „Würdest du dir das etwa gefallen lassen, wenn es um dein Weiterleben geht?", fragt er. Dann verspricht Kinski, er selbst werde ohne Skrupel zur Waffe greifen: „Einige Menschen trauen es mir vielleicht nicht zu, auf die Lebenden zu schießen. Aber ich würde das ..." Und das sei sein Aufstieg an die Spitze der Nahrungskette.

Kinski, der apokalyptische Killer – die Rolle scheint dem 43-Jährigen noch mehr Freude zu bereiten als die des neugierigen Fragestellers. Kinski hat seinen Text drauf. Aber seine Maskerade hat feine Risse, durch die im Laufe des Tages immer wieder kleine Prisen voll Freundlichkeit, Mitgefühl und Humor rieseln. Plötzlich wird der 43-Jährige unruhig, und er beginnt geschäftig den Tisch abzuräumen. Fühlt er sich enttarnt? Kinski bleibt die Antwort schuldig. Stattdessen setzt er ein freundliches Lächeln auf und erklärt: „Wir sind dann hier fertig. Ich danke dir, ich habe alles erfahren, was ich wissen wollte." Dann trägt er die halb vollen Tassen zum Geschirrspüler mit den Worten: „Außerdem ist der Kaffee alle."

Posttraumatische Belastungsstörung
Seite 121
Persönlichkeitsstörung
Seite 117

Von null auf hundert – und von hundert auf null

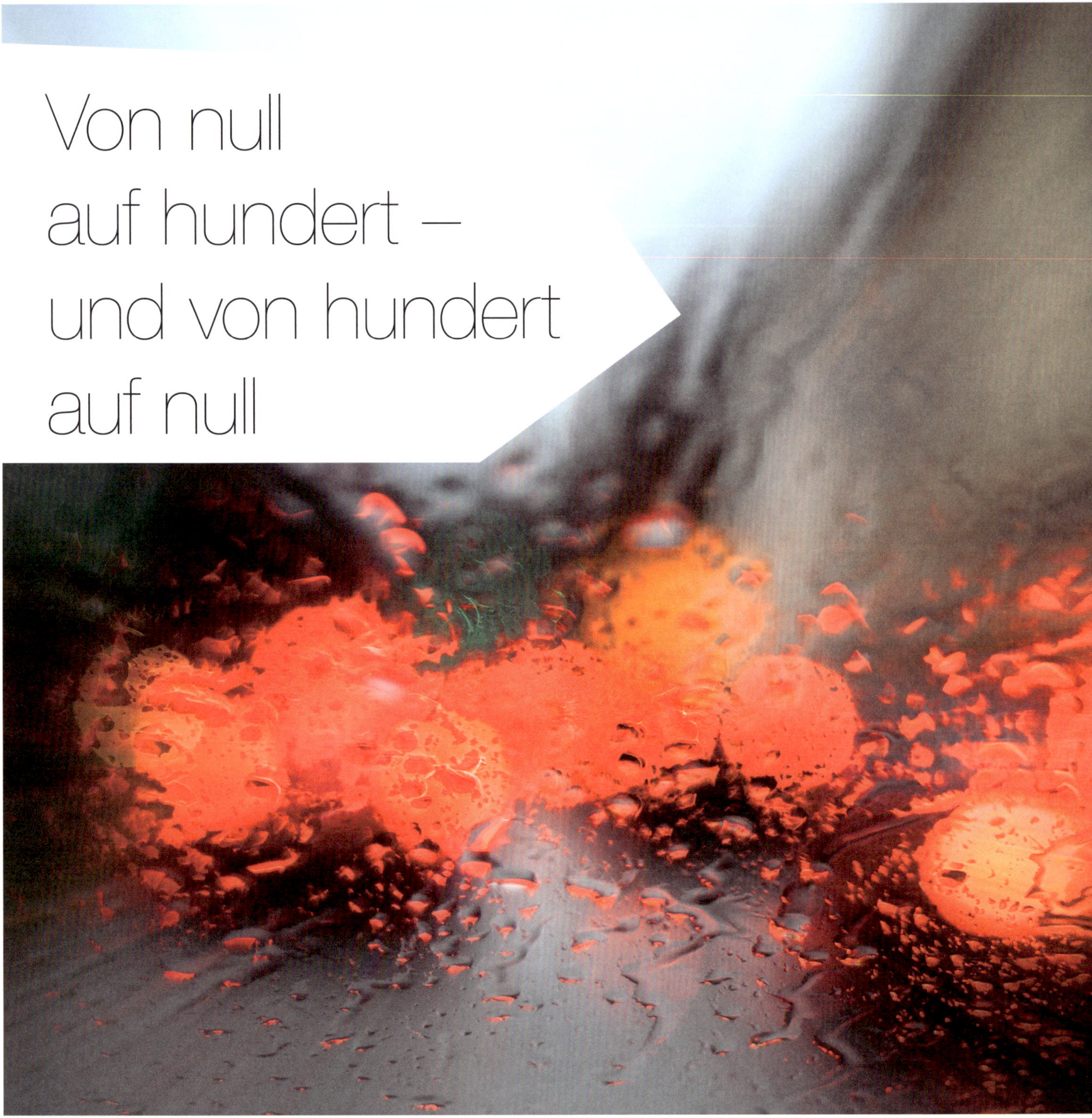

Meikes Leben war zwei Jahre lang ein Psychokrimi, voller Gewalt und Ohnmacht. Dann landete sie in einem Gefängnis – ihrer Wohnung.

Scharf rechts, halb links, an Autos und Fußgängern vorbei, über Bürgersteige und Zebrastreifen, mit 120 Sachen mitten durch die Tempo-30-Zonen Hamburgs. Meike tritt das Gaspedal nach jeder Kurve bis auf den Boden ihres Nissan Almera durch. Ihr Ziel: Sie will dem Monster eine Lektion erteilen. Es sitzt im Wagen vor ihr und hält die Hand ihres Ehemanns. Meike sieht rot. Die roten Bremsleuchten, die plötzlich aufleuchten, sieht sie nicht.

Dieses Eifersuchtsdrama, inklusive Verfolgungsjagd und Blechschaden, geschieht an einem Dienstagnachmittag im Herbst 2006. Kurz zuvor hat Meike entdeckt, dass ihr Ehemann sich verliebt hat. In einen Mann.

„Das war ein Schock", sagt die 42-Jährige. Sie zündet sich eine Selbstgestopfte an und inhaliert tief. Sie hält den Rauch für einen Moment in der Lunge und schließt die Augen. Dann pustet sie eine Wolke in Richtung Fenster, trinkt einen großen Schluck aus einem Plastikmessbecher, der mit Zitronenpulvertee und Wasser gefüllt ist. Sie beugt sich vor, stützt die Ellbogen auf ihre Knie und beginnt zu erzählen. Über eine Beziehung, die sich in einer Spirale aus Hass und Gewalt verliert. Und ihr Leben, das sich seit zehn Jahren auf 70 Quadratmetern abspielt.

„Hausmannskost von Mama und Sex von seinem Neuen."

Meike lernt Klaus als Jugendliche kennen. Keine Liebe auf den ersten Blick, sagt sie. Aber doch Liebe. Lange geht es ihnen gut zusammen. Es sei fast unheimlich ruhig zwischen ihnen gewesen, sagt sie heute, zwölf Jahre später. Ihr Leben plätschert vor sich hin. Es ist nicht langweilig, eher angenehm. Beide arbeiten damals in einer Immobilienfirma. Meike in der Verwaltung, Klaus im Außendienst. Sie puzzelt 3-D-Bilder mit Dschungeltigern und Pferden, um die Wohnung zu schmücken, er beschäftigt sich in seiner Freizeit mit seinen Lieblingen.

Dann kommt der Tag, an dem sie nicht ins Auto steigen kann.

Seinen acht Katzen, die er voller Hingabe mit Leckerli mästet, bürstet und badet. Meike lacht hart auf. „Er hat sie hübsch gemacht, um sie auf Tierschauen zu präsentieren. Hätte ich da nicht schon was merken müssen?"

Meike fährt sich mit einer Hand durch die schulterlangen, dunklen, welligen Haare, mit der anderen verscheucht sie, ohne hinzusehen, eine der vier Katzen. Ein Überbleibsel aus ihrer Ehe. Routiniert flüchtet „Krümel" vom Sofa – und hopst am anderen Ende wieder drauf. Zu „Marmorkuchen", „Mini" und „Anton". Einen Teufelskreis nennt Meike dieses Spiel: „So wie meine Ehe einer war."

Die Beichte, dass Klaus auch Männer mag, lässt die damals 30-Jährige noch nicht an Trennung denken. „Der Gedanke, dass er hinter meinem Rücken mit Kerlen rummacht, war aber immer da", sagt sie. Sie glaubt an seine Liebe zu ihr. Doch zu oft geht er ins Fitnessstudio, um dann mit Männern in der Sauna zu schwitzen. Zu oft lockt ihn ein kleiner Spaziergang in den Bus in Richtung Schwulenclub. Die Wut darüber habe sich wie ein verdammtes Wollknäuel angefühlt, sagt die 42-Jährige. Über Monate sorgfältig aufgewickelt, scheinbar harmlos, irgendwann unentwirrbar und abschnürend. Es folgen zwei Jahre voller Ohnmacht und Terror. Klaus kann nicht von ihr lassen. Und sie nicht von ihm. Er wohnt die halbe Woche weiterhin bei seiner Ehefrau, die andere Hälfte bei seiner Mutter oder seinem neuen Freund. Das Beste aus allen Welten, das habe er sich herausgepickt, sagt Meike: „Hausmannskost von Mama und Sex von seinem Neuen." Ist Klaus nicht bei ihr zu Hause, quält sich Meike mit den immer gleichen Fragen.

„Wo ist er? Was macht er? Kommt er wieder?"

Klaus kommt wieder. Zur Begrüßung schlägt er ihren Kopf an die Tür, vergewaltigt sie und verschwindet. Dieses Szenario wiederholt sich. Dann schlägt Meike zurück: „Ich wollte ihm alles heimzahlen. Aber das hat die Situation nur noch verschärft. Die kurze Rache verpuffte einfach." Es eskaliert, als beide auf einem Arbeitswochenende in einem Seminarhaus sind: Klaus ringt Meike im Streit zu Boden, setzt sich auf sie, fixiert mit seinen Knien ihre Oberarme am Boden und hält ihr ein 20 Zentimeter langes Küchenmesser an die Kehle. „Ein Schnitt, wie durch ein Baguette, und das wäre es gewesen", erinnert sie sich und betastet mit dem Finger ihren Kehlkopf. Sie starrt auf den ausgeschalteten Fernseher, als spiele sich diese Szene dort noch einmal ab. Ihre Stimme klingt heiser: „Dann habe ich ihn gebeten, vernünftig zu werden. Das Messer wegzulegen." Als er es fallen lässt, flüchtet Meike in den kalten Nieselregen. Klaus fährt auf der Landstraße achtlos an ihr vorbei.

In dieser Zeit beginnen Meikes Ängste. Dabei ist die Flucht nach draußen das Mittel der ersten Wahl, um zu vergessen. Weil sie so schlaflos in ihrer Trauer um ihre gescheiterte Ehe ist, beginnt sie auf der Reeperbahn zu kellnern. Nächtelang. Anschließend fährt sie in ihr Büro in der Innenstadt und legt sich eine Stunde aufs Firmensofa, um fit für ihren 40-Stunden-Job zu sein. Meike nimmt 70 Kilogramm ab: „Essen war nicht so wichtig. In Bewegung zu bleiben, um nicht denken zu müssen, das war mein einziges Ziel." Dann kommt der Tag, an dem sie nicht ins Auto steigen kann. Meike steht einfach da, mit dem Schlüssel in der zitternden Hand. Minutenlang. Wie eingefroren. „Mein Puls raste, meine Hände waren nass, in meinem Kopf drehte sich alles", erinnert sie sich. Ihre Beine akzeptieren nur noch den Rückwärtsgang. Die 42-Jährige lässt sich von der Angst zurück ins Haus zwingen. Widerwillig. Doch sie akzeptiert diese Ausnahmesituation, redet sich ein, es sei bloß ein kleiner Ausreißer. Wenige Tage danach erlebt sie das Gleiche, als sie ihr Zuhause verlassen will. Sie

„Aber auf einmal schlüpfte die Angst in die Wohnung hinein …"

Sie räumt, feudelt und poliert, bis die Haut ihrer Handflächen dünn wie Pergament ist

rennt gegen eine unsichtbare Wand. „Da hatte ich Angst, nie mehr rausgehen zu können. Und gleichzeitig totale Panik, dass ich es irgendwie doch rausschaffe", erklärt Meike ihr Paradoxon und betrachtet die Strudel im Zitronentee, während sie den Messbecher schwenkt. Dann legt sie ihre Handgelenke über Kreuz und sagt: „Das war wie eine Festnahme, von der ich nichts mitbekommen hab."

Meike akzeptiert auch diesen Zustand. Das sei alles nur vorübergehend, denkt sie. Doch jedes Mal, wenn sie in ihre Hausschuhe schlüpft, um wenigstens die Rechnungen aus dem Briefkasten zu holen, hockt ihre Angst auf der Türschwelle. Wenn Meike es schafft, sie mit einem Sprung über die Fußmatte zu überwinden, ist der Triumph nur von kurzer Dauer. Nach wenigen Sekunden spielt ihr Körper verrückt und dirigiert sie, wie einen Roboter, zurück in ihren magischen Bannkreis aus drei Zimmern und Badewanne. „Ich habe dann Angst zu sterben", sagt Meike. „Ich weiß, das passiert nicht, ich fühle es trotzdem."

Sie verliert den Job und lebt von den finanziellen Reserven aus ihrer Zeit in der Gastronomie, bis sie Anspruch auf Erwerbsminderungsrente bekommt. Fünf Jahre lang ist ihre Wohnung ihre sichere Höhle, als sie übers Internet mit Paul in Kontakt kommt. Sie kennt ihn aus ihrer Jugend, und mit ihm zieht wieder ein Mann in Meikes Leben ein. Es wird eine Beziehung zu dritt – mit ihr und der Angst, die vor der Haustür lauert. Der 47-Jährige hat keine Angst vor der Angst. Sie kann ihm nichts anhaben. Paul geht einkaufen, holt Rezepte für Meikes Beruhigungsmittel ab, und er erzählt Meike von draußen: Wie die Schaufenster der Geschäfte dekoriert sind, welche Blumen im Park blühen, was die Nachbarn erzählen. Ein schales Leben aus der Konserve. Bis die Angst vor etwa drei Jahren ihren Radius erweitert und plötzlich Paul überschluckt. „Ich weiß gar nicht, wann genau das passiert ist, es gab gar keinen Anlass", versucht sich Meike zu erinnern. „Aber auf einmal schlüpfte die Angst in die Wohnung hinein, wenn Paul die Wohnung verließ." Seitdem werden Besorgungen minutiös und Tage im Voraus geplant. Spontan mal eine Milch aus dem Supermarkt unten im Haus zu besorgen ist keine Option.

Sie hält es nicht aus, wenn ihr Freund weggeht. Fällt die Tür ins Schloss, fällt ihre Maske.

Bis heute hält sie es nicht aus, wenn ihr Freund weggeht. Fällt die Tür ins Schloss, fällt ihre Maske. Dann stürzt sie ins Badezimmer und geht dort auf und ab. Ihre Muskeln verkrampfen sich schmerzhaft. Manchmal schafft sie es, eines der 60 Parfumfläschchen in die Hand zu nehmen, die dort aufgereiht sind, und daran zu riechen. Das erinnert sie daran, wie sie früher durch die Parfümerien flanierte. Meistens jedoch umkrallt ihre Hand den Wasserhahn. Sie schöpft kaltes Wasser, um ihre Wangen damit zu benetzen. Zwanzig, fünfzig, siebzig Mal. „Das habe ich in einer Dokumentation über Panikattacken gesehen", erzählt sie. „Das hilft ein bisschen."

Um länger als wenige Minuten ohne Paul zu schaffen, braucht sie einen Anker. Jemanden, der ihr Halt gibt, wie Susanne von der Pestalozzi-Stiftung Hamburg. Seit anderthalb Jahren betreut sie Meike und stützt sie, wenn Paul raus muss. Mittlerweile ist das Vertrauensverhältnis so stabil, dass Susanne Meike zu Arztterminen begleiten kann. Die Sozialpädagogin fordert die 42-Jährige, bestärkt sie darin, es immer wieder auszuprobieren, allein zu bleiben. Und treibt sie an, sich Ziele zu setzen. Die beiden Frauen haben einen Plan geschmiedet: In den kommenden Monaten wollen sie Meikes Mutter, die 15 Minuten entfernt wohnt, mit einem Blumenstrauß überraschen. Sollte das klappen, ist ein Ausflug an die Ostsee, mit Fischbrötchenessen und Spazierengehen, die

„Als wäre mein Problem, dass jemand reinkommt! Ich habe doch viel mehr Angst, dass jemand rausgeht …"

nächste Etappe. Susanne glaubt an die 42-Jährige und findet, dass diese Frau eigentlich in die Welt gehöre. Weil sie so positiv sei, einen so guten Humor habe. Über diese Worte lacht Meike. „Kriegt ja aber keiner außer Paul mit. Und der kennt meine Witze alle schon."

Sie bereitet die nächste Zigarette vor. Nur das Rascheln des Tabaks ist zu hören, selbst das Schnurren der Katzen ist verstummt. Inmitten dieser Stille lebt Meike sieben Tage die Woche, 24 Stunden am Tag. Der elektrische Kamin verströmt alle paar Tage Gemütlichkeit zwischen selbst angebrachtem Stuck, sandfarbenen Gardinen und den nach Alphabet sortierten CDs hinter Glas. Hier hat alles seine Ordnung. In ihrem Inneren, ihrer Seele, herrsche stattdessen Chaos, sagt Meike. Dagegen helfe auch das Putzen nicht. Nicht mehr. Eine Zeitlang kann sie damit gar mehr nicht aufhören, glaubt, ein Ventil für den Zorn gefunden zu haben. Meike räumt, feudelt und poliert, bis die Haut ihrer Handflächen dünn wie Pergament ist und aufplatzt. Ihre Fenster schrubbt sie mehrmals die Woche. Auch das bringt nichts. Bloß eine klare Sicht auf alles, was sie verpasst.

Meike und ihr Ehemann sind seit Jahren geschieden. Das sei schon gut so, sagt sie. Aber dass dieser Mann ein Leben hat, in den Urlaub fahren kann, glücklich ist und sie nicht, das könne sie ihm schwer verzeihen. Schließlich sei von ihnen beiden doch Klaus derjenige gewesen, der einen echten Knall hatte, erinnert sie sich. Ein totaler Sicherheitsfanatiker sei er gewesen. So einer, der nur schlafen konnte, wenn alles abgeriegelt war. Deshalb ist Meikes Haustür gesichert wie eine Tresortür zu einem Banksafe: Nur die richtige Zahlenkombination gibt den Weg in die Wohnung frei. „Wie bescheuert ist das bitte!", sagt Meike und tippt sich mit dem Zeigefinger an die Schläfe. Dann haut sie auf den klobigen Metallapparat: „Als wäre mein Problem, dass jemand reinkommt! Ich habe doch viel mehr Angst, dass jemand rausgeht ..."

Meike verfolgt das Leben der anderen per WhatsApp auf ihrem Handy. Auch die wechselnden Profilbilder ihres Ex-Mannes. Vor wenigen Stunden hat Klaus ein Bild eingestellt, auf dem er mit seinem Freund zu sehen ist. Im Partnerlook vor dem Standesamt, schick geschniegelt, wie einst seine Katzen. Die 42-Jährige ist wütend. Nicht allzu sehr, weil er scheinbar seinen Liebhaber geheiratet hat. Sie ist vor allem wütend, weil sie das nicht tun kann. „Ich will überhaupt nicht noch einmal heiraten. Paul und ich leben lieber ohne Trauschein", stellt sie klar. „Aber es geht ums Prinzip! Was, wenn ich es wollte? Ich könnte das ja gar nicht!" Die Wut verraucht mit einer Zigarette. Dann lacht Meike: „Oder gibt es mittlerweile Heimtrauungen, für so Spezialmenschen wie mich?"

Agoraphobie mit Panikattacken
Seite 119

Die Verwandlung

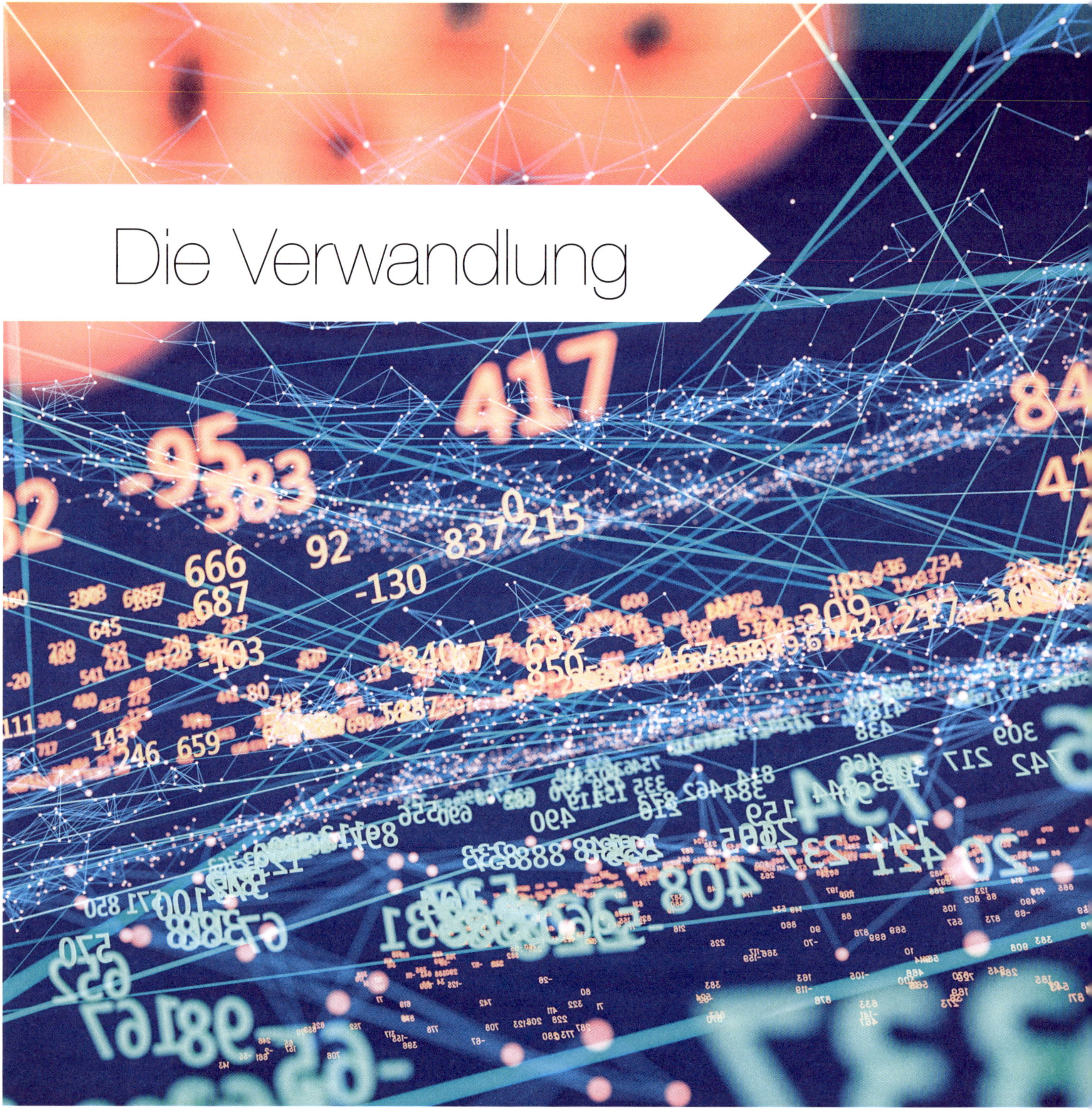

Wie der stille Anton zum forschen Stadtführer wurde, was mit seiner Gesichtsmaske geschah und warum er sich für die Zukunft 99 Nachbarn wünscht.

Sein Haushalt katapultierte ihn oft in eine Stressschleife.

Trotz 5 Grad minus und eisigem Nordseewind ist Antons Hand ganz warm, als er sie mir zur Begrüßung reicht. Unsere Ankunftszeit hat er auf die Minute genau berechnet. Sogar in welchem Teil der Stadt wir mit der Parkplatzsuche beginnen würden, war ihm vor uns klar. Dabei wusste der 25-Jährige nur, dass wir um 9 Uhr in Hamburg starten würden. Und wir wussten nur, dass er irgendwo in der Innenstadt eines Ortes in Nordfriesland stehen wird. Keine sehr sichere Verabredung ... Antons neue Heimatstadt hat, immerhin, 23.000 Einwohner. Jana von der Pestalozzi-Stiftung Hamburg ist mit mir zwei Stunden gefahren, um ihren ehemaligen Klienten in dem kleinen Städtchen an der Nordseeküste zu treffen. Zwei Stunden, in denen eine Baustelle, eine falsch genommene Ausfahrt oder ein Trecker Verspätung bedeutet hätte.

Planung und Logik, das seien eben seine Stärken, erklärt Anton die Punktlandung. Dann reibt er seine schmalen Finger aneinander: „Hey, habt ihr Lust auf Kuchen?“ Es ist 11 Uhr. Ohne eine Antwort abzuwarten, geht er mit langen Schritten voran. „Wenn ihr zu eurer Rechten die Straße runterschaut, seht ihr den Marktplatz“, erklärt er. „Wenn ihr da runterfahren würdet, kämt ihr auf den Radwanderweg zur Nordsee.“ Er dreht sich elegant um 180 Grad: „Und da hoch, da wohne ich.“ Anton der Stadtführer – Jana ist überrascht. Er sei eigentlich nicht der Typ, der Smalltalk macht, eher still und schüchtern, sagt sie. Davon ist hier am Meer nichts zu spüren: Souverän lotst er uns durch die engen Gassen, vorbei an Touristengruppen, zu einem kleinen Künstlercafé. Dort stehen neun Kuchen in der Vitrine, alle frisch gebacken, alle sehen lecker aus. Die

An der Nordseeluft kommt sein eigenes, glattes Gesicht wieder zum Vorschein.

Entscheidung fällt Anton leichter als uns. Er bestellt Apfelkuchen für sich, Mohn mit Baiser für Jana, Käsekuchen mit Kirschen für mich.

Als er noch in Hamburg lebte, war jede Entscheidung, ob rechts oder links, Kartoffeln oder Nudeln, Pfefferminztee oder Fruchtschorle, eine Herausforderung für den 25-Jährigen. Die Ausarbeitung der perfekten Bus- und Bahnrouten für Facharztbesuche war quälend für ihn. Dabei durchkreuzten Schienenersatzverkehr und Verspätungen immer wieder seinen Tagesablauf, den er mit seiner damaligen Betreuerin Jana bei den Treffen in seiner Wohnung besprach. Bei Bedarf coachte sie ihn in spontanen Telefonaten. Denn auch sein Haushalt katapultierte ihn oft in eine Stressschleife: Räumte er beispielsweise die Waschmaschine aus, machten ihn die vielen Socken wahnsinnig. Jedes Mal aufs Neue musste er sie wie ein Puzzle zusammensetzen. „Damit konnte sich Anton lange aufhalten", erinnert sich Jana. „Er war immer auf der Suche nach zeitsparenden Systemen, um die Dinge zu vereinfachen." Gemeinsam fanden beide oft kreative und praktische Lösungen. Wie die Strumpfklammern aus dem Internet, die man mitwaschen, zum Aufhängen benutzen und anschließend mit in den Schrank legen kann.

Antons Jobproblem war in Hamburg hingegen nicht zu lösen. Eine Ausbildung zum Fachinformatiker, mit Strukturen und Anleitung, gibt es in der Hansestadt so nicht. Anton war unterfordert, ohne eine Aufgabe zu existieren stresste ihn. Mithilfe der Pestalozzi-Stiftung Hamburg zog Anton im Sommer 2017 an die Nordsee. Hier lebt er in seiner Ausbildungsstätte und bewohnt ein Zimmer mit Bad und Küchenzeile. „Auch mit Internet", sagt er. „Aber erst war das nur Intranet. Ich konnte nicht einmal meine Bank- oder Krankenversicherungshomepage öffnen. Alles war gesperrt. Ich war quasi ein angehender Netzwerktechniker ohne funktionierendes Netz." Anton grinst, während er beschreibt, wie er nach dieser Entdeckung spontan ins Büro seines Schulleiters marschiert ist und sich über die Katastrophe beschwert hat. Dann besorgte er sich einen schnelleren Anschluss. „Ohne Hilfe", sagt er und blickt zu Jana. Das tut er immer wieder an diesem Tag. Sie nickt ihm zu und lächelt bei vielen seiner Sätze in ihren Kakaobecher. Scheinbar ist nicht nur Jana neugierig, wie es Anton in den vergangenen Monaten ergangen ist und ob die vorausgegangene Starthilfe in Hamburg gezündet hat. Auch Anton scheint gespannt, wie Jana seine neue Selbstständigkeit findet. Offensichtlich gefällt beiden, was sie bei dem anderen sehen.

„Ich kann meine Grenzen setzen", stellt er, irgendwie selbst überrascht, fest.

Jana gefällt auch, dass Anton sein Gesicht zeigt, dass er es nicht hinter Händen oder Haaren versteckt. Als Jana ihn darauf anspricht, bekommt er rosige Wangen. Beide erinnern sich gut an sein Spiegelbild, noch wenige Monate zuvor. Wie ein Klingone aus „Star Trek", witzelt Anton und zieht eine Grimasse. Die Stirn war damals schuppig und erhaben. Wie eine festgewachsene Maske auf seinem jugendlichen Gesicht. An der Nordseeluft kommt sein eigenes, glattes Gesicht wieder zum Vorschein. „Der gleichmäßige Rhythmus, die projektbezogene Arbeit in meiner Ausbildung, das verscheucht die Schuppenflechte", erklärt er.

Während er über sein neues Leben spricht, wirbelt er seine Hände umeinander. Wie ein Basketball-Schiedsrichter, der einen Schrittfehler anzeigt. Das Tempo dieser Geste passt nicht zu seiner Art zu sprechen – das tut er überlegt und langsam. Schaut man ihm aber genau ins Gesicht und hört konzentriert zu, löst sich das Rätsel: Anton unterstreicht mit seinen Gesten nicht seine Worte, er begleitet mit ihnen seine Gedanken. Ich könnte dem Gespräch wohl kaum folgen, würde er so schnell reden, wie er denkt.

Während Anton in seinem Früchtetee rührt und in Gedanken versunken auf seinem Stuhl vor und zurück schaukelt, kommen immer wieder neue Gäste ins Café. „Moin", sagt er zu jedem Einzelnen. Und „Tschüss", wenn sie wieder gehen. Dieses Verhalten resultiere aus seinem neuen Alltag im Wohnheim, antwortet er – bevor ich die Frage laut aussprechen kann. Er wohne, esse und arbeite nun zusammen mit unterschiedlichen Menschen. Da müsse man sich ja daran gewöhnen, mehr aus sich herauszukommen. Dabei kennt Anton das Leben mit Gleichgesinnten von früher: Vier Jahre seiner Schulzeit verbrachte er in einem Internat, mindestens zu dritt auf einem Zimmer. Das Zusammenleben mit anderen habe er aber, wie er sagt, irgendwann einfach wieder verlernt. Er klimpert mit seinem Schlüsselbund vor seinem Bauch. Es hängt an einem Band,

Im Land der Zahlen fühlt sich Anton sicher. Er speichert Ziffern, wie andere Sinneseindrücke.

das den Schriftzug seines ehemaligen Internats zeigt. Der Stoff ist ausgefranst und schon ein wenig ausgeblichen. Wie die Erinnerung an seine Schulzeit.

Wenn einer seiner jetzigen Nachbarn nun die Tür auflässt, hallt jedes Gespräch, jede Toilettenspülung durch die Flure und in sein Zimmer. Das nerve ihn manchmal, sagt Anton. Und da klopfe er auch schon mal, um freundlich um Ruhe zu bitten. „Ich kann meine Grenzen setzen", stellt er, irgendwie selbst überrascht, fest. Seinem achtjährigen Bruder kann er sagen, dass er gerade mal wieder eine Nervensäge ist. Vor allem wenn sie zusammen Brettspiele spielen. „Mein kleiner Bruder ist ein schlechter Verlierer. Mir ist das Spielen an sich wichtig", erklärt er und hebt die Kuchengabel, wie ein Lehrer den Zeigefinger.

Anton besucht seinen Vater häufig in Kiel, wo er am Wochenende wohnt. Der 25-Jährige hat im Haus eine Einliegerwohnung für sich allein. Das sei ihm wichtig, so Anton, um einen Ort für sich allein zu haben. Diese Abgrenzung funktioniert für alle. Keiner nimmt es ihm krumm, wenn er mal ein Wochenende in Kiel auslässt. Antons Mutter hingegen wäre lieber öfter und vor allem näher dran. Sie wohnt 500 Kilometer entfernt. Das sei für sie nicht leicht, erklärt Anton. Also, dass ihr Sohn so weit weg sei. Schon Hamburg sei für sie schwer auszuhalten gewesen. Bereut hat der 25-Jährige seinen Umzug nicht. Der Grund liege doch klar auf der Hand: „Weniger Leute, weniger Stress. Was sind schon 23.000 im Vergleich zu 1,7 Millionen Einwohnern, wie in Hamburg?"

Im Land der Zahlen fühlt sich Anton sicher. Er speichert Ziffern, wie andere Sinneseindrücke, unwillkürlich, ohne Anstrengung. Und so weiß er auch heute, dass im Café die Tasse Tee 2,60 Euro und der Apfelkuchen 3,80

Euro kostet. Und dass sein Zeitfenster, um zu seinem Arbeitsplatz zu kommen, 6 Minuten und 45 Sekunden beträgt. Je nachdem, ob er spaziert oder zackig geht, dann variiert es im Sekundenbereich. „Mit meiner Mutter bin ich hier im Sommer exakt 50 Kilometer Rad gefahren", an diese glatte Zahl erinnert er sich gern. „Angekommen sind wir dann ‚in the middle of nowhere'. Also irgendwo im Nirgendwo", übersetzt er. Immer wieder rutschen ihm englische Begriffe raus. Er bezeichnet sich als „worker bee", statt Arbeitsbiene zu sagen, oder er beginnt einen Satz mit „Well", statt „Nun". „Das kriege ich nicht mehr aus mir heraus. Im Herzen bin ich Brite." Diesen Sprachmix bezeichnet er als Relikt aus der Vergangenheit, weil er den größten Teil seiner Kindheit in England verbracht hat. Auch im Internat und mit seiner Nanny hat er damals Englisch gesprochen. Die asiatische Kinderfrau ist seine Bezugsperson gewesen, wenn seine Eltern arbeiteten. Noch heute isst Anton gern asiatisch. Am liebsten gekocht in seinem eigenen Reiskocher.

Seine eigentliche Reise habe aber gerade erst begonnen, sagt er zum Abschied und betrachtet durch das Fenster die vorbeieilenden Touristen. Dieses Nordseestädtchen sei für ihn eine logische Zwischenstation auf einem Weg, der sich kontinuierlich auf den kleinsten gemeinsamen Nenner zubewege. „Weniger Leute und dadurch mehr Lebensqualität", lautet das Ergebnis seiner Rechnung. Antons nächstes Etappenziel ist eine Kleinstadt mit höchstens 2.000 Einwohnern. Auf die Frage, wo das sein soll, antwortet er: „Das ist mir ganz egal. Hauptsache, diese Größendimension und die Infrastruktur, mit Bahnhof, Fachärzten und Einkaufsmöglichkeiten, passen zu meinen Krankheiten." Ohne diese Sicherheit könne er sich nicht entspannen, sagt er. Noch nicht. Als Endstation wünscht sich Anton ein kleines Dorf, in dem er sich zur Ruhe setzen kann. Ein Ort, an dem jeder jeden kennt, mit höchstens 99 Nachbarn – aber mit Highspeed-Internet.

Asperger-Syndrom
Seite 117

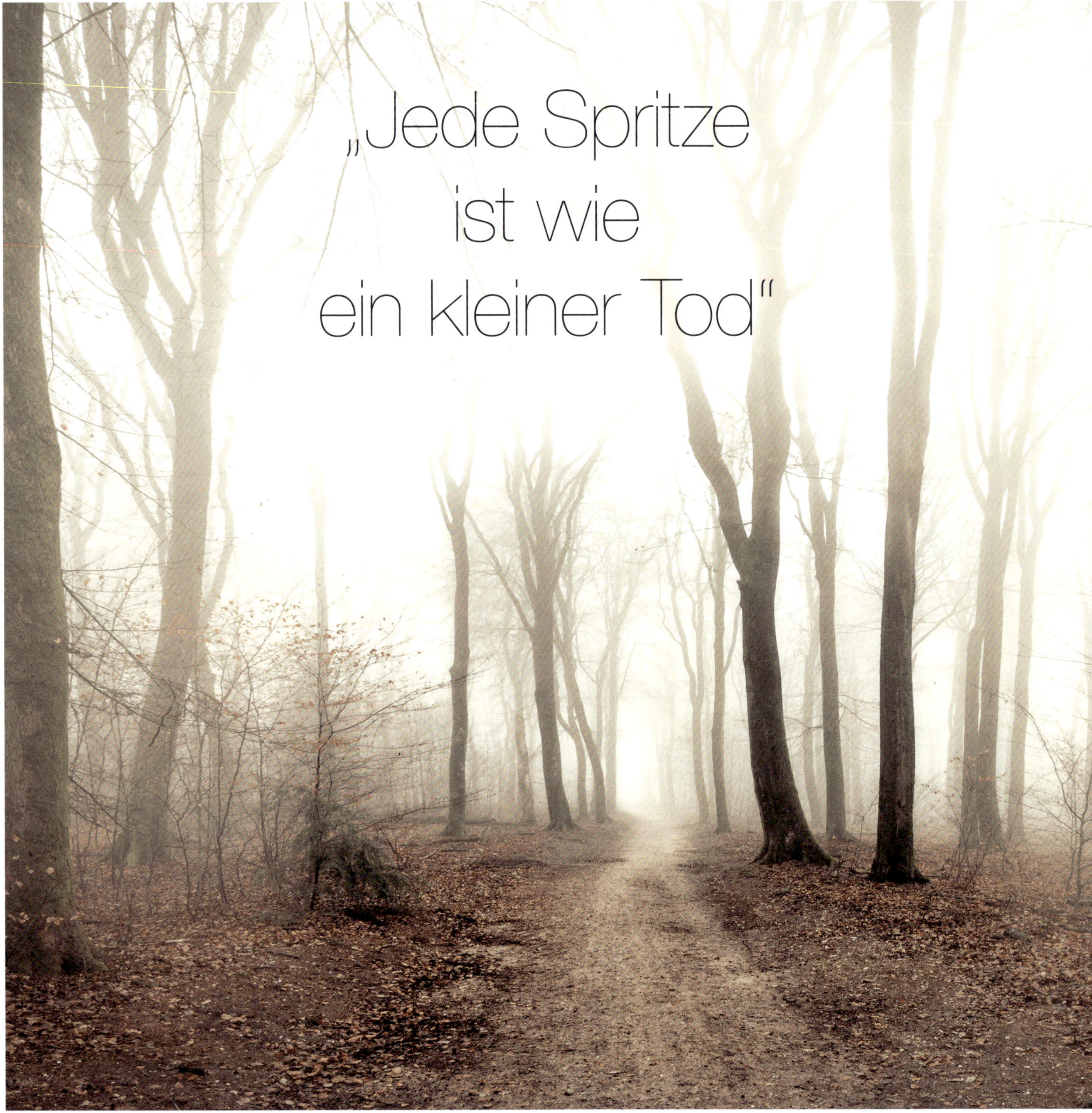
„Jede Spritze
ist wie
ein kleiner Tod"

Alle 14 Tage bekommt Anna Psychopharmaka. Die schenken ihr die Freiheit, allein in ihrem Haus zu leben – und sperren ihre Gefühle und Gedanken ein. Nur wenige Tage vor ihrer Dosis ist sie sie selbst.

Statt einer Hausnummer weist mir ein zart gemalter Regenbogen auf weiß-rosa getünchter Fassade den Weg zu Annas Haus. Es steht wie ein freundlicher Rebell zwischen seinen baugleichen Brüdern, die sich mit akkurat geschnittenen Lorbeerhecken und marineblau lackierten Zäunen von ihm abgrenzen. Ein bemalter Löwe aus Ytong und Beton bewacht den moosbewachsenen Vorgarten, und eine rosafarbene Magnolie beschattet das schief eingehängte Gartentor. Die Eingangstür ist verziert mit einem getrockneten, knubbeligen Treibholz und einem Pferdebutton, der Pippi Langstrumpfs Pferd „Kleiner Onkel" zeigt. Als Anna die Tür öffnet, betrachtet sie durch den schmalen Spalt mein Gesicht und sieht mir eine Weile in die Augen, ohne zu blinzeln. Dann scannt sie mich. Von oben nach unten, von außen nach innen. Scheinbar bestehe ich den Test. Die 56-Jährige pustet sich eine blonde Haarsträhne aus den Augen, tritt entschlossen zurück und drückt mir ein Paar graue Puschen mit Schleifchen in die Hand.

Dies ist unser zweites Treffen. Unser Auftakt fand in der Begegnungsstätte der Pestalozzi-Stiftung Hamburg statt und verlief zäh. Zu diesem Zeitpunkt ahnte ich nicht, dass unser Termin in der Mitte des Medikamentenzyklus liegt und ich die „echte Anna", wie sie es beschreibt, an diesem Tag nicht kennenlernen würde. Zwei Stunden sah sie mich unverwandt an, die Hände um einen Becher gefaltet. Ich füllte die Stille mit Fragen, Anna antwortete. Das tat sie bereitwillig, aber einsilbig. Ich erfuhr, dass sie 1981 Abitur machte, erst Evangelische Theologie und Kunsterziehung studierte, später Religion durch Englisch ersetzte, in einer Wohngemeinschaft wohnte, mehrmals in Kanada war, um Kanus zu bauen und sich selbst zu finden, und eine Ausbildung als Pharmazeutisch-technische Assistentin absolvierte. Anna sprach auch darüber, dass sie telepathisch Stimmen empfange. Und doch fühlte es sich so an, als hätte ich nichts über diese Frau erfahren. Fast so, als hätte die 56-Jährige über jemand anderen berichtet. Zwei Tage dachte ich über Anna nach, über ihre prüfenden, veilchenblauen Augen und ihre passive Art, mir zu begegnen. Dann bat ich darum, sie besuchen zu dürfen.

„Ich wurde hellhörig und hellfühlig." Sie lächelt, und sie sieht dabei traurig aus.

Unser zweites Treffen findet am Tag eins nach der Spritze statt – nach Annas Zeitrechnung am letzten Tag, den es sich zu zählen lohnt. Schon in etwa zwölf Stunden wird sich die Wirkung der Psychopharmaka voll entfalten.

Für meinen Besuch hat Anna Tee aufgebrüht und Kerzen in der Küche angezündet. Doch der Tee wird eine Stunde in der Kanne ziehen – zu vieles in dem verwinkelten Einfamilienhaus lenkt mich ab. Die hüfthohe Indianerfigur mit Baby im Arm, die die Treppe ins Obergeschoss bewacht; die Glaskugel mit dem echten Kleeblatt darin, die Anna in einem Schreibwarengeschäft fand; die buddhistische Befreierin Tara, die als Büste im Regal residiert; ihre selbst gemalten Ölbilder, die abgeschlagene Bäume zwischen Weizenfeldern zeigen. Anna drängt nicht, sie folgt mir und beobachtet aufmerksam, was ich tue. So als wäre sie selbst neugierig, was ich entdecke. Zu einigen Fundstücken erzählt Anna eine Geschichte. Das tut sie mal in hoher und mal in tiefer Tonlage und mit Körpereinsatz. Sie wirkt lebendig, voller Energie, wie ein junges Mädchen. Die 56-Jährige demonstriert mit ihren Fingern, wie sie Tara Schicht für Schicht aus dem Ton herausgeschält habe. Sie beschreibt, wie sie die Indianerin in einem Laden in Hamburg-Barmbek entdeckt, in den Arm genommen und 200 Euro dafür bezahlt habe, weil sie die so schön gefunden habe.

Auf meinem Streifzug durch Annas Welt streiche ich mit den Fingerspitzen über Figuren aus Porzellan, aus Überraschungseiern, aus Filz und Holz. Ohne ein „Nein", „Sei vorsichtig" oder „Das ist zerbrechlich" zu hören. Anna hat mir mit dem Durchschreiten der Eingangstür einen Freifahrtschein ausgestellt. Als ich im Obergeschoss ankomme, schaue ich einem lebensgroßen Pferd in die braunen Augen, es ist aufgeklebt auf die Schlafzimmertür. Es erinnere sie an ihr eigenes, erzählt sie, das als Fohlen zu ihr gekommen sei und das sie als junges Mädchen zum Vielseitigkeitspferd ausgebildet habe. Neben einem roten Sofa ziehe ich einen flatternden Vorhang beiseite – ich will aus dem geöffneten Fenster schauen, das ich dort vermute – und blicke in einen kleinen

„Wenn ich von Telepathie spreche, denken alle, ich bin verrückt."

Raum, gebaut in eine Abseite mit Schrägen, in dem der Wind durch die fingerbreiten Ritzen pfeift. Filigrane Buddhafiguren aus Jade und Stein, eine Figur des hinduistischen Elefantengotts Ganesha, Räucherstäbchen, Kerzen und eine Orchidee rahmen eine Yogamatte ein. Unzählige Übungen wie Sonnengrüße und herabschauende Hunde haben sie abgewetzt.
Es ist dort kalt. Deshalb sitzt die 56-Jährige in den Wintermonaten in ihrer Küche vor der E-Heizung auf dem Boden und meditiert. Meditation sei für sie seit 17 Jahren der Schlüssel zu ihrem Inneren, so Anna. Statt wie ihre Freunde Anfang der 80er Jahre gegen den Kalten Krieg auf Demonstrationen zu gehen, geht sie schon damals lieber in sich selbst. Mehrmals täglich. Diese vielen Stunden der inneren Einkehr machen Anna sensibel. „Zu sensibel finden die anderen Menschen", sagt sie. „Ich wurde hellhörig und hellfühlig." Sie lächelt, und sie sieht dabei traurig aus. Ihr Geist sei plötzlich zu offen gewesen, wie 24 Stunden am Tag auf vollen Empfang geschaltet, erklärt sie dieses diffuse Gefühl.

„Ich wusste nicht mehr, was ich fühle", beschreibt Anna ihre Verzweiflung kurz nach dem bestandenen Abitur. Die damals 20-Jährige reist nach Kanada zu einer Auswandererfamilie aus Deutschland, die sie für einige Monate aufnimmt. Das Leben in der rauen Natur sei für sie nicht nur eine Offenbarung gewesen, es sei vielmehr einer Initiation, einem rituellen Übergang von einer Lebensstufe zur nächsten, gleichgekommen, erinnert sich Anna. Sie baut mit ihren Gasteltern Abraxas und Ingeborg Kanus, paddelt 500 Kilometer durch die Wildnis und lernt, mit „Bäumen zu sprechen". „Wie das?", frage ich. „Das müssen Sie die Bäume fragen", erklärt sie leise, „das müssen Sie fühlen." Anna hat über diese Zeit ein Tagebuch geschrieben, das sie mir wie einen zerbrechlichen Schatz in die Hände legt. Sie schreibt darin: „Jahrelang habe ich diese Kraft als Einbildungen abgetan. Doch ich merke, nun kommt der Punkt, an dem selbst mein Verstand nicht mehr leugnen kann, dass da etwas ist, was Körper und Herz schon längst wissen und was über ihn hinausgeht. Er kann sich nicht mehr gegen das Fallen wehren, und ich tauche ganz in das Strömen ein." Wenige Tage später kommen weitere Zeilen hinzu: „Ich spüre nun eine tiefe, fließende Unendlichkeit. Will ich sie beschreiben, zerrinnen mir die Worte. Doch ich fühle, wie sie alles Lebende umwebt und durchströmt."

Während ich lese, beugt sich Anna leise über den Tisch und meine nackten Unterarme, die darauf liegen. Sie kneift die Augen zusammen, betrachtet die Gänsehaut darauf und sagt: „Wer weiß, vielleicht verstehen Sie das sogar ein bisschen."

Sie habe in Kanada „gedeihende innere Freiheit", „ausdauernde Konzentration" und „tiefe Erlebnisfähigkeit" gefühlt, erzählt sie mir. Doch diese Fähigkeiten seien schon wenige Wochen nach ihrer Rückkehr nach Hamburg wieder verschwunden. Genau wie das „mit den Bäumensprechen".

Nach der Reise vermisst Anna die Weite. Ihr Jugendzimmer wird für sie zu einer „Gefängniszelle". Sie bezieht die Baracke aus der Nachkriegszeit im Garten, 60 Meter entfernt von dem Elternhaus, in dem sie heute allein lebt. Dort malt, töpfert, schreibt sie bis zur totalen Erschöpfung. Die Distanz reicht nicht. Zwei Jahre nach Beginn ihres Studiums flüchtet sie mit ihrem Ersparten erneut nach Kanada. Ein Tagebucheintrag aus der Zeit des zweiten Trips lautet: „Ich bin ein einziger Widerspruch! Warum kann ich nicht einfach in mich hineinatmen und aus mir herausatmen, dabei alles Künftige auf mich zukommen lassen und das als die beste Vorbereitung ansehen?"

Auf das Leben in Hamburg ist Anna erneut nicht vorbereitet. Sie zieht aus.

Der Beginn ihrer Krankheit mit 32 Jahren seien die Stimmen in ihrem Kopf gewesen, attestieren ihr später die Ärzte. Erst eine, dann werden es schnell mehr. Bis sie das Wortchaos eines Tages wie ein Bienenschwarm verfolgt. Anna setzt sich ins Auto und fährt an die Nordsee, die Stimmen im Windschatten. „Dann stand ich auf einer Düne, und der Wind blies mir ins Gesicht", erinnert sich Anna. „Das pustete die Stimmen davon. Problem gelöst."

Sie kamen Jahre später wieder, aber nicht mehr in dieser Intensität. Auf meine Frage, was sie ihr erzählen, bleibt Anna vage. Das sei nichts Spannendes, aber privat. Manchmal melden sich auch Menschen, die sie kennt. Wie Abraxas, ihr Mentor aus Kanada. So halten sie ab und an Kontakt miteinander, erklärt sie, wie alte Weggefährten. Nur eben in Gedanken und nicht per E-Mail. Eigentlich möchte sie darüber nicht reden. „Wenn ich von Telepathie spreche, denken alle, ich bin verrückt", sagt Anna. Sie versucht mit keiner Silbe, mich von dieser Fähigkeit zu überzeugen. Und doch hatte ich bei unserem ersten Treffen das Datum ihres Geburtstages erraten, zumindest fast. Als ich sie danach fragte, schaute sie mich nur wortlos an. Ich tippte drauflos: „Im April? Vielleicht am 19.?" Es ist der 9. April.

Der Gedanke, wegen dieser inneren Kraft einen Arzt zu konsultieren, kam ihr nie. „Warum auch? Die denken ja nur, ich denk zu viel", sagt Anna. Sie fühlt sich zu diesem Zeitpunkt nicht so frei wie in Kanada, aber doch gesund und stark. Ihr Kopf sei in den Wolken gut aufgehoben gewesen, sagt sie. Nur wenige Monate später landet sie in Ochsenzoll und wird mit dem Antipsychotikum Haldol behandelt. „Bis heute verfluche ich diesen Tag", sagt sie. Dabei schüttelt sie sich und schaut aus dem Fenster auf ihren selbst gebauten Wunschbrunnen, der mit Hunderten Mosaiksteinchen verziert und der Tara, der buddhistischen Befreierin des Karmas, gewidmet ist. Den Wunsch, die Zeit zurückdrehen zu können, hat er ihr bisher nicht erfüllt.

Ihre erste Erfahrung mit „den Seelenklempnern in Ochsenzoll" schildert sie als eine Verkettung unglücklicher Zufälle. Sie erinnere sich nur noch, dass sie mit einer Psychiaterin über ihren Stiefvater sprechen wollte, weil sie befürchtete, er könne eine Depression haben.

„Vollgepumpt haben die mich. Ich wurde ausgeschaltet."

„Aber statt Hilfe für ihn zu bekommen, bekam ich eine Tablette", ruft sie und knallt ihre Tasse mit Schwung auf die Tischplatte neben die Teekanne aus Metall, deren Beulen und Schrammen von Erfahrung mit Annas Kraft zeugen. „Wegen der Nebenwirkungen kam ich nach Ochsenzoll", so Anna. „Vollgepumpt haben die mich. Ich wurde ausgeschaltet. Ich habe gar nicht verstanden, was mit mir passierte. Wie auch, ich kannte bis dahin ja höchstens Schnupfenmittel wie Gelomyrtol."

Es ist der Anfang einer langen Geschichte mit vielen Krankenhausaufenthalten. Immer nach dem gleichen Schema: Anna, die sich nicht krank fühlt, kommt auf die Geschlossene, wird medikamentös eingestellt, kommt wieder raus, setzt die Medikamente ab. Sie erträgt die Watte um ihre Seele nicht, die sich so anders als die Wolken anfühlt. Die Künstlerin in ihr leidet unter kreativen Flauten, unter Antriebslosigkeit: „Ich habe meine expressionistische Art vermisst. Ich habe verstanden, dass die für manche Menschen zu viel ist, aber hier, in meinem Haus, schade ich doch niemandem. Oder?"

Sie holt ihre kleine Digitalkamera hervor, stellt sich vor das Küchenfenster, zupft ihren hellgrauen Kapuzenpullover zurecht, streicht sich den Pony glatt und schießt mit ausgestreckten Armen ein Selbstporträt. Dabei verzieht sie keine Miene: Es solle möglichst neutral sein, erklärt Anna. Stimmung einfangen, nennt sie dieses Prozedere. Viermal im Monat ist das ihr Ritual. Immer ein Foto kurz vor der Spritze, immer eines eine Woche danach. Sie zeigt mir ihre Bildergalerie der vergangenen Monate, und ich sehe zwei Frauengesichter, die sich wie die von eineiigen Zwillingen gleichen. Und die doch kaum unterschiedlicher sein können: Das eine hat eine glatte Stirn, einen offenen Blick und Lachfältchen, die sich wie ein Spinnennetz um die Augenwinkel ziehen. Das andere Gesicht ist knitterig und fahl, die Augen wirken durch die zusammengezogenen Brauen, als würden sie näher zusammenstehen, der Blick ist lauernd. „Das eine bin ich", erklärt sie, „das andere nicht."

Bei diesen Worten liegt Annas Hand auf der Arbeitsplatte aus Holz in der Küche. Ihre gespreizten, schmalen Finger verdecken einen Spalt, den sie in einer Medikamentenpause mit einem Beil hineinhackte. Anna hat ihn mit einer Paste aufgefüllt und anschließend ein Bild darauf gemalt. Auch ihr Waschbecken im Bad fiel dem Beil zum Opfer. „Manchmal wusste ich nicht, wohin mit meinen Emotionen", erklärt sie. „Aber ich würde nie jemandem etwas tun." Ihre Nachbarn glauben das nicht. Keiner der Anwohner habe sich eben die Mühe gemacht, herauszufinden, wer sie sei, sagt Anna. Eine Familie sei sogar ihretwegen weggezogen: Die Kinder sollten nicht mit „so einer" in derselben Straße wohnen. Einmal hört sie am geöffneten Fenster, wie ein Kind ihr Zuhause fröhlich als das „Haus der Hexenfrau" bezeichnet. Das trifft sie nicht. Doch als die Mutter bissig korrigiert: „Nur Hexe, das ist keine Frau", macht es sie traurig.

Die Gefühle, die sie tief in ihrem Inneren noch erahnt, manchmal nur erinnert, bannt sie auf Leinwand.

Nach der Spritze verschwindet diese Trauer. Sie schwemmt alle anderen Empfindungen, wie das Glücklichsein, gleich mit davon. „Jede Spritze ist wie ein kleiner Tod", sagt sie heiser, die Augenlider fest zusammengepresst. Was ihr danach fehle, sei hundertprozentig zu fühlen. Das satte Grün zu betrachten, den Geruch eines Sommerregens in den Bauch zu atmen, ein Blütenblatt zart zu streicheln. Dann strafft sie die Schultern und sagt bestimmt: „Absetzen, das darf ich nicht. Sonst nehmen die mir mein Haus weg und sperren mich ein.“ Mit „die“ meint Anna die Richter, die ihr als Auflage gaben, die Medikamente zu akzeptieren. Die, die sie 2015 für zwei Jahre in eine geschlossene Einrichtung nach Rickling im Kreis Segeberg zwangseingewiesen hatten. Und deshalb seien die, so Anna, auch für ihre erste graue Strähne verantwortlich.

Anna hält sich nach dieser Erklärung die Hand vor den Mund und schaut mich einen Moment lang erschrocken an. Dann lacht sie, streicht sich die Haare hinter die Ohren und sagt: „Na ja, hier hört uns ja keiner.“ Bisher habe noch kein Jurist telepathisch Kontakt mit ihr aufgenommen.

Die Gefühle, die sie tief in ihrem Inneren noch erahnt, manchmal nur erinnert, bannt sie auf Leinwand. Mehr als 200 Bilder lagern in ihrem Wohnzimmer und im Schuppen. Anna verschenkt ihre Kunst gern an Besucher – doch die Stapel wachsen. „Da müssten schon Gruppen hier durchreisen“, sagt die 56-Jährige, „um den abzutragen.“

Aber sie wolle auch gar nicht so viele Menschen in ihrem Haus haben, schiebt sie schnell hinterher: Wenn sie Gesellschaft und Rat wünsche, besuche sie die Begegnungsstätte der Pestalozzi-Stiftung Hamburg. Ein- bis zweimal die Woche spricht sie dort mit ihren Betreuerinnen Clara und Frieda über ihre Probleme, isst manchmal dort Kuchen und unternimmt Spaziergänge. Das reiche ihr, so Anna, und gebe ihr das Gefühl, ein bisschen zu dieser Gesellschaft zu gehören.

Die 56-Jährige verstaut sorgsam die geliehenen Schleifchenpuschen im Regal, als wir wieder an der Haustür stehen. Anna hat sie erneut nur einen Spaltbreit geöffnet und schaut mir, wie bei der Begrüßung, lange in die Augen. Dann nickt sie dreimal und eilt zurück ins Wohnzimmer. Ich höre etwa 20 Mal Holz gegen Holz klappen und leises Gemurmel. Als sie zurückkommt, hält sie eine 40 x 40 Zentimeter große Leinwand in der Hand. Das Bild trägt den Namen „Froschkönig, Schweinchen oder Steckdose?“, darauf sind Wirbel und Linien in Orange und Gelb gemalt. Dann stupst Anna die Tür bis zum Anschlag auf und sagt lächelnd zum Abschied: „Wenn Ihnen die Farbe nicht gefällt, dürfen Sie jederzeit wiederkommen, um es umzutauschen.“ Doch das werde ich nicht – Orange ist meine Lieblingsfarbe.

Bipolare Störung Seite 116
Schizophrenie Seite 123

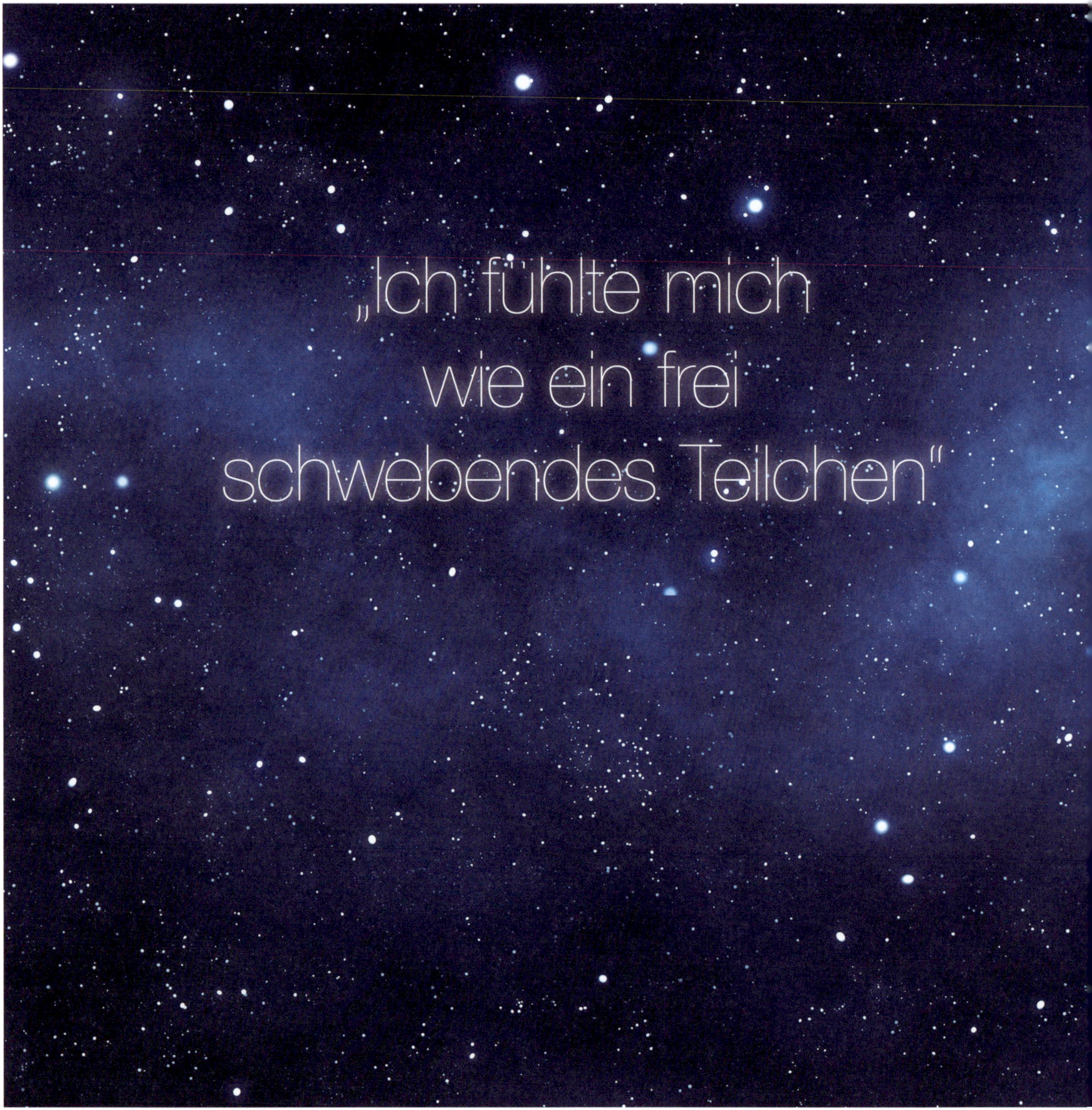
„Ich fühlte mich
wie ein frei
schwebendes Teilchen"

Micha hatte sich verloren.
Bei der Suche half ihm auch nicht
sein Intelligenzquotient von 135.
Heute ist er ganz bei sich.

Von Weitem wirkt Micha wie einer dieser Manager, die morgens auf dem Rennrad zur Arbeit spurten, im Büro unter die Dusche springen, in einen Anzug schlüpfen und dann einen Vortrag aus dem Stegreif halten. Aus der Nähe betrachtet ist Micha eher entspannt unterwegs. Er lehnt sich in seiner Windjacke gelassen an sein neongelbes Fahrrad und rollt Tabak in ein Blättchen. Er grinst dabei jungenhaft, den Filter lässig wippend im Mundwinkel. Dass Micha gerade 20 Kilometer geradelt ist, merkt man ihm nicht an. Dann zündet er sich die Selbstgedrehte an und schiebt zielstrebig sein Rad vom Rathausmarkt in Richtung seines Lieblingscafés. Ein Mann, der weiß, wo es langgeht. Micha könnte einer dieser Manager sein, wenn man seine Hochbegabung, seine aufmerksame Art, seinen Fleiß und seine Wortwahl summiert. Doch eine steile, geradlinige Karriere lag nicht auf seinem Weg. Dafür habe es wohl zu viele Hindernisse gegeben, erklärt der 45-Jährige wie nebenbei, während er sein Rad anschließt.

Er ist gut in seinem Job. Die Arbeit als Buchhalter in der Behörde macht ihm Spaß, fordern tut sie ihn nicht. Zahlen, Berechnungen, Akribie, das alles fällt ihm leicht. Zu leicht? „Ich langweile mich eben schnell", verteidigt er sich. Micha versucht, bei diesem Satz unschuldig zu gucken. Doch Micha weiß ganz genau, was er kann – und noch könnte. „Viele denken, ich hätte wenig Selbstwertgefühl", erklärt er ernst. Nach einer kurzen Pause scherzt er: „Jaja, ich weiß, ich bin ganz super." Zurzeit macht er eine Fortbildung zum Bilanzbuchhalter. Auf die Frage, ob er dann „durch" sei, antwortet er augenzwinkernd: „Vielleicht mach ich noch einen Master in Betriebswirtschaftslehre, wenn mir langweilig wird?"

Der Weg dorthin war von klein auf mit Stolpersteinen gepflastert. Micha hat sich als ein leises Kind in Erinnerung. Schon in der Grundschule stand in seinem Zeugnis: „Micha ist zu ruhig und muss sich mehr beteiligen. Wenn er gefragt wird, bringt er sehr gute Beiträge." Diese Sätze hat er sich gemerkt. Sie treffen auch auf den erwachsenen Micha zu. Er schaut

„Ich hatte nie Angst vor Neuanfängen – eher vor Stillstand."

einem offen in die Augen und wartet ab. Auf Fragen antwortet er charmant, wortgewandt und pointiert. In der Schule hatte er ständig schlechte Noten, sein Realschulabschluss war unterdurchschnittlich. Seine Eltern hätten auch nichts anderes erwartet. Nicht weil er die Fähigkeiten nicht hatte. Sondern weil sie Abitur und Studium eher als überflüssige, intellektuelle Kapriolen betrachtet hätten, entsinnt sich Micha. Er beugte sich dem Willen seiner Eltern und absolvierte eine Lehre als Kfz-Mechaniker, das gefiel ihnen besser.

Seine Schwester, zu der er bis heute einen guten Kontakt hat, war damals längst ausgezogen. Mit ihr verschwand die letzte Wärme aus seinem Zuhause. Während seiner Ausbildung trennten sich seine Eltern, Micha blieb bei dem Vater. Seine Eltern, vor allem sein Vater, seien gefühlskalt mit Menschen umgegangen, erinnert sich Micha. Isoliert im Haus seines desinteressierten Vaters, wurde er zusehends trauriger, verkroch sich, fühlte sich unverstanden und verstand sich selbst nicht. Sein Vater hingegen glaubte zu verstehen. Seine Diagnose: Sein Sohn leide unter Faulheit. Micha reagierte mit ausufernden Partys und trank mehr Alkohol, als er vertrug. Dann nahm sein bester Freund sich das Leben. Micha fand ihn in seinem Auto, er starb an einer Kohlenmonoxidvergiftung. Das darauffolgende Jahr sei ihm nur noch schwammig in Erinnerung, sagt Micha. Es fällt ihm schwer, darüber zu sprechen. Kurz nachdem sich der Todestag das erste Mal jährte, beging Micha ebenfalls einen Suizidversuch im Auto. Spaziergänger fanden ihn auf einem Waldparkplatz, und er kam in ein Krankenhaus.

Aus Michas geplanten Ende wurde ein Anfang. Es folgten Klinikaufenthalte und Gesprächstherapien. „An den Kern der Sache kam ich damals aber trotzdem noch nicht", erinnert sich Micha. „Und Medikamente halfen mir nicht." Er machte einfach weiter, nahm sich auch im Job keine Auszeiten: Er absolvierte seinen Bundeswehrdienst, anschließend wurde er Lokführer, dann schulte er auf Industriekaufmann um und arbeitete zwei Jahre als Buchhalter in Kiel. Er war umtriebig, ständig auf der Suche nach Input. „Ich hatte nie Angst vor Neuanfängen", erklärt Micha seinen verzweigten Lebenslauf, „eher vor Stillstand." Und dann kam der unbändige Hunger, der monatelang seinen Alltag bestimmen sollte. Er stopfte sich

Er übernachtete auf dem Boden, sah keinen Ausweg, keine Perspektive. Bis er auf einen spazieren gehenden Pfarrer traf.

an schlimmen Tagen Unmengen an Essen rein – und fastete nachfolgend tagelang. Das Fett und die Kalorien setzten sich durch. Bei einer Körpergröße von 1,75 Meter wog Micha zeitweise 120 Kilogramm. 40 Kilogramm mehr als heute.

Irgendwann wollte er nicht mehr nur mehr essen, Micha wollte einfach mehr sein. Er begann ein VWL-Studium, mit dem Nebenfach Soziologie, an der Hamburger Universität und zog in ein Studentenheim. Micha beendete es erfolgreich. Dann brach er plötzlich, ohne einen für ihn nachvollziehbaren Grund, zusammen. Er verließ Hals über Kopf das Wohnheim und versteckte sich in einem Waldstück in einem Hamburger Randgebiet. Dort ging er ruhelos Stunde um Stunde umher, umrundete fortwährend neue Bäume – und trat doch auf der Stelle. „Ich konnte das Problem nicht orten", erinnert sich Micha an diese Tage. „Ich wusste irgendwie nur, dass ich nicht zurück ins Studentenwohnheim konnte." Er übernachtete auf dem Boden, sah keinen Ausweg, keine Perspektive. Bis er auf einen spazieren gehenden Pfarrer traf. „Ausgerechnet ein Pfarrer!", sagt Micha kopfschüttelnd. Er grinst, während er erzählt, dass er doch eigentlich „mit Kirche und Religion so überhaupt nichts am Hut hat". Der Pfarrer fragte Micha nicht, was er dort suche oder ob er Hilfe benötige, sondern drückte ihm kurzerhand ein paar Euro für die Rückfahrt nach Hamburg in die Hand mit der Empfehlung: „Geh am besten in die Bahnhofsmission."

Der Pfarrer setzte durch diesen knappen Satz eine rettende Kettenreaktion in Gang. Die Mitarbeiter in der Bahnhofsmission vermittelten Micha ins Haus Jona von der Diakonie, einen Übernachtungsort für Menschen ohne Obdach. Und legten ihm anhand eines Flyers der Pestalozzi-Stiftung Hamburg den eindringlichen Rat ans Herz, sich dort Begleitung zu suchen. „Zum Glück folgte ich instinktiv all diesen Hinweisen, die mir diese Menschen gaben", so Micha, „sonst hätte mein Leben eine andere Wendung genommen." Frieda wurde

„Wann warst du eigentlich das letzte Mal glücklich?"

seine erste Betreuerin, und Micha wurde der allererste Bewohner eines neuen Wohnprojekts der Stiftung. Frieda ging mit ihm ins Studentenwohnheim, organisierte den Umzug seiner Habseligkeiten und beschwichtigte den erzürnten Vermieter. Sein Leben verlief wieder in geregelten Bahnen. Bis Micha erneut langweilig wurde. Sein neues Ziel: Er wollte nach Rostock gehen, um zu promovieren. Frieda unterstützte ihn, zog erneut mit ihm um, besorgte ihm eine Betreuung vor Ort. Ein Termin pro Woche, das war weniger als in Hamburg. „Aber besser als nix", befand Micha. Er kam gut ins Studium rein, der Lernstoff war ebenso wenig ein Problem wie eine Arbeit im voll besetzten Hörsaal vorzutragen. Es waren abermals die Umstände des Lebens, mit denen er nicht zurechtkam.

Bis wieder ein einzelner Satz fiel, der Michas Leben beeinflusste. Die Frau, die ihn in Rostock betreute, fragte ihn eines Tages: „Wann warst du eigentlich das letzte Mal glücklich?" Micha war selbst überrascht von der Antwort: „Ich bin unglücklich!" Damit hatte er den Kern seines Problems erkannt.

Er wählte den Weg in die Klinik. Diesmal nach Bad Bramstedt. Er fühlte Klarheit, kam vorwärts. Rostock war keine Option mehr. Aber wie zurück nach Hamburg kommen? „Ich fühlte mich wie ein frei schwebendes Teilchen", erinnert sich Micha. Es erschien ihm als der einzig logische Weg, seine frühere Betreuerin Frieda anzurufen. „Wen sonst?", fragt er rhetorisch. „Kein Psychologe kann das leisten. Meines Erachtens ist die Betreuung durch die Ambulante Sozialpsychiatrie (ASP) noch wichtiger als die medizinische Begleitung. Oder sagen wir mal so: Ohne Ersteres verpufft Letzteres." Er beschreibt den Kontakt als vertrauensvoll. Nie habe er daran gedacht, seinen Betreuern etwas vorzumachen. Dafür kenne man sich zu gut. Frieda habe am Telefon sofort gespürt, dass es bei ihm brenne, so Micha. Sie fackelte nicht lange. Sie unterstützte ihn in vielen Telefonaten. Das stärkte Micha. Und er boxte bei den zuständigen Ämtern in Rostock und Hamburg seinen Umzug und somit seine Rückkehr zur Pestalozzi-Stiftung Hamburg durch. Das habe sich für ihn wie eine Heimkehr angefühlt, so Micha. „Frieda ebnete mir den Weg. Und dann kam Susanne ..." Susanne wurde seine neue Betreuerin und steuerte seinen Neustart. Micha und Susanne wurden zu einem eingeschworenen Team. Die Sozialpädagogin setzte noch eine zweite und dritte Runde in der Klinik in Bad Bramstedt durch – beides als medizinische Reha. „Ich brauchte in dieser Zeit eine Persönlichkeit wie Susanne", erinnert sich Micha. „Die redet nicht lang herum, sie ist eine Macherin." Bis heute geben ihm Susanne und mit ihr die Möglichkeit, jederzeit Anschluss an seine Betreuung zu erhalten, Sicherheit. Er fühle sich nicht allein gelassen, beschreibt er dieses Empfinden. Obwohl Susanne ihm nie etwas wirklich abgenommen habe: „Susanne hat mir das Gefühl gegeben, dass ich im Grunde selbst wusste, was zu tun war. Sie gab mir nur den Mut, es auch zu tun." Seit dem 15. Februar 2016 ist Micha nicht mehr in der Betreuung. Dieses Datum vergisst er genauso wenig wie seinen Geburtstag.

Die präventive Nachbetreuung
ist ein niedrigschwelliges Angebot, bei dem es vor allem darum geht, sich im Bedarfsfall z. B. in Krisen zeitnah auf ein vertrautes und verlässliches Setting mit schon bekannten Betreuern verlassen zu können. Typische Angebote sind, neben Gruppenangeboten und Aufenthaltsmöglichkeiten, die kurzfristige Kontaktaufnahme, Information/Klärung, Beratung über Unterstützungsmöglichkeiten sowie Beratung von Angehörigen. Die Nachsorge ist für die betroffenen Menschen ein kostenloses Angebot.

Depression Seite 118
Persönlichkeitsstörung Seite 117

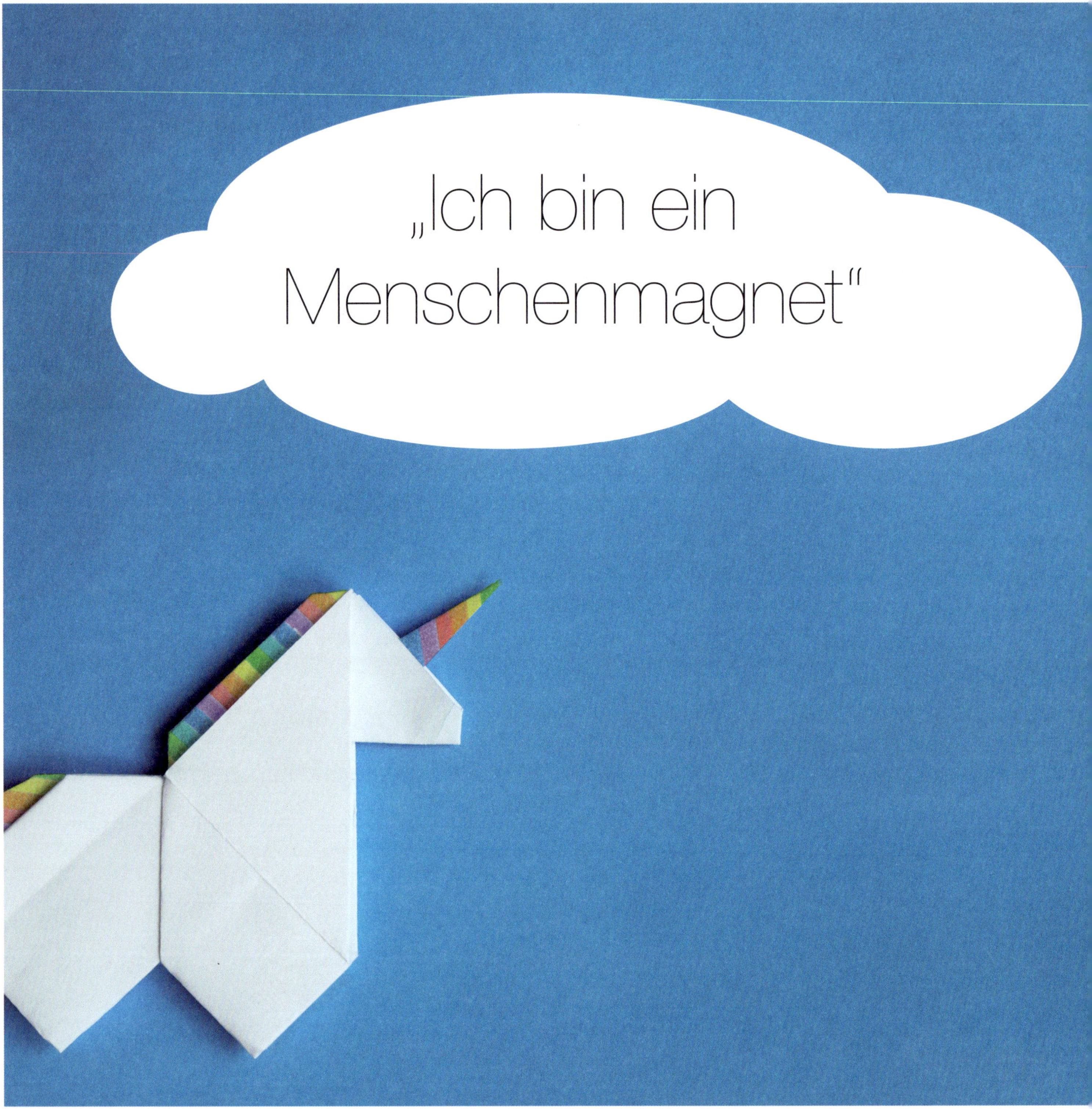
„Ich bin ein Menschenmagnet"

Als Nati dem Treffen für dieses Buch zustimmt, hat sie nur eine Bedingung: „Ok, aber nur, wenn die Autorin mir nicht gleich mit dem nackten Hintern ins Gesicht springt.“

Nati atmet tief durch, beißt die Zähne zusammen und marschiert im Laufschritt im Zickzackkurs davon. Ihre Augen zucken von rechts nach links, jede Bewegung um sie herum wird gescannt, bewertet, eingeordnet. Sie weiß früher als die Frau mit dem Rollkoffer selbst, dass diese einen Bogen um eine lärmende Schülergruppe machen wird. Und sie spürt, dass der Jugendliche rechts von ihr stur geradeaus gehen wird, weil das Handy in seiner Hand aufleuchtet, um eine neue Nachricht zu melden – auf die er gebannt schauen wird. In Bruchteilen einer Sekunde hat sie eine Route erspäht, der sie strikt folgen will. Ihr Sicherheitsabstand beträgt drei bis vier Meter. Kontinuierlich.

„Ich hasse Menschenmengen“, sagt sie, als sie sich für eine kurze Rast mit dem Rücken an eine Säule im Hamburger Hauptbahnhof lehnt. Und doch lautet heute das Ziel der 46-Jährigen: der Weihnachtsmarkt in der Innenstadt. Mit laut lachenden Menschen, die einem ihren Glühweinatem entgegenhauchen und dreist die Ellbogen einsetzen, so dass die Becher überlaufen. Diese berührende Distanzlosigkeit sei ihr zuwider, sagt sie, eigentlich. Und trotzdem greift sie plötzlich nach meinen Fingern, schiebt sie unter ihren Schal und legt sie an ihren rasenden Puls. Nati will mir zeigen, wie es ist, wie sie zu sein. Nur Blabla bei ’ner Tasse Kaffee reiche ihr nicht aus, sagt sie: „Du musst das fühlen, wie ich lebe.“

Begonnen hat dieser Tag langsam. In ihrer Wohnung gibt es zur Begrüßung einen Bratapfeltee und eine gestopfte Zigarette, bevor sie mich mit in ihr zweites Zuhause nimmt, das Online-Spiel Ragnarok. Nati spielt in der virtuellen Welt zwei Spielfiguren, sogenann-

Einkaufen fühlt sich für Nati an wie eine Wanderung durch die Wüste ohne Wasser.

te Avatare. Die erste hat spitze Ohren, eine lilafarbene Mähne und ist eine Kriegerin. Ihr zweites Ich ist eine Magierin, die nicht nur zaubert, das ist ihr wichtig, sondern ebenso gut kämpfen kann. Es wispern Stimmen aus Natis Kopfhörern, die auf ihrem Schoß liegen. Sie sprechen über Speere, Feuerkugeln und geheime Orte. Wer nicht sprechen mag, schreibt in den Chat, einen digitalen Briefwechsel, in dem sich die Teilnehmer austauschen. Nati und ihre Freunde bilden eine Gilde, einen Zusammenschluss von ausgesuchten Spielpartnern. Sie geben sich Tipps, wo es die besten Monster zum Plattmachen gebe, aber sie sprechen auch, flankiert von ihren Avataren, über Sorgen. „Wie geht es dir?", fragt einer im Chat. „Gehst du heute noch raus?" In ihrer Gilde wissen fast alle, dass Nati schnell Panik bekommt. „Ich lebe aber nicht in dieser Fantasiewelt", erklärt sie. „Ich spiele, ja. Aber ich treffe die Leute auch seit 15 Jahren persönlich." Worunter sie leide, sage sie lieber live.

Sie erzählt, dass sie zeitweise kaum rausgehe. Dass manchmal eine Toastscheibe am Tag reichen müsse, weil Einkaufen sich anfühle wie eine Wanderung durch die Wüste ohne Wasser. Ihre Symptome wie Panik, Angst, Schweißausbrüche und innerer Stillstand benennt sie, während sie im Schrank nach ihren Zeichnungen kramt. Sie malt viel: mit Bleistift, Kreide, in Aquarell, Öl. Ihre Bilder sind fröhlich, zeigen bunte, kräftige Bäume, Eichhörnchen, Hasen und Landschaften mit Wasserfällen und Felsen. Manchmal ist Nati zu erschöpft, um zu malen. Dann sitzt sie mit dem Stift in der Hand da, den Block auf den Knien, und wartet auf Inspiration. „Malen gibt mir eigentlich Kraft", sagt sie, „aber es raubt sie mir gleichzeitig auch. Vor allem, wenn ich zu Hause malen will." Ihre schöpferische Energie wird aus diesem Grunde ausgelagert. Natis Motor, ihr Antrieb von außen, ist Greta, ihre Betreuerin von der Pestalozzi-Stiftung Hamburg. Sie erkannte schon nach wenigen Treffen Natis Dilemma und empfahl ihr die Kunstgruppe. Dort kann Nati kommunizieren, muss es aber nicht. Sie geht hin. Fast immer. Auch wenn ein Tief sie packt. Es sei ein Schutzraum für sie, sagt Nati, in dem sie gesehen werde, wie sie sei: als eine Frau, die gern malt. Und nicht als eine Frau, der das eigene Leben phasenweise entgleitet. Wann das nächste Tief kommt? Wisse sie nicht. Nie. Es sei jedes Mal anders. Aber ganz sicher wird es kommen, irgendwann. „Ich glaube eher an meine Gesundheit als an meine Krankheit", sagt Nati. Ans Aufgeben, an einen Suizid, denke sie deshalb bei allem Durchdrehen eigentlich nie. Schon wegen ihrer Tochter und ihrer zweijährigen Enkelin nicht. Zu beiden hat sie seit ein paar Monaten keinen Kontakt. „Jetzt schwindet meine Maske", sagt sie. Sie schaut hoch, um ihre anrollenden Tränen im Auge zu behalten. Nati fixiert mit festem Blick die Glasvitrine über dem Fernseher, in der eine Herde von etwa 40 Einhörnern, von Playmobil, aus Überraschungseiern, Porzellan und Plüsch, steht, und zu den Bildern an der Wand, die ebenfalls die Fabeltiere zeigen. „Ein Einhorn ist für mich das Gute, das Reine, eine Kraft, aus der ich schöpfen möchte. Aber nicht immer kann. Es symbolisiert für mich aber immer die Hoffnung, es trägt mich weiter." Sie dreht mir den Rücken zu und zieht ihr T-Shirt hoch, um für wenige Sekunden ihre Schulter zu zeigen: Darauf steigt ein Einhorn auf die Hinterbeine

„Ein Einhorn ist für mich
das Gute,
das Reine,
eine Kraft,
aus der ich schöpfen möchte.
Aber nicht immer kann."

Was sie wirklich brauche, sagt sie, sei vielmehr ab und an eine Brücke ins Hier und Jetzt.

und wirbelt kraftvoll die Hufe über ihre Haut. Dann geht sie auf den Balkon, erbittet sich fünf Minuten Zeit.

Nati liest Fantasybücher und schaut Sci-Fi-Serien. Auf die Frage, ob sie auf diese Weise innerlich flüchte, lacht sie: „Nö, ich guck halt gern Fernsehen und liebe Bücher." Andere Welten mit fremdartigen Wesen, ausgestattet mit außergewöhnlichen Kräften, in Büchern, auf dem Computer oder im Fernsehen, faszinieren sie – wie Millionen andere Menschen auch. Was sie wirklich brauche, sagt sie, sei vielmehr ab und an eine Brücke ins Hier und Jetzt. Als Ablenkung von der Erinnerung an ihren Onkel, der sie das erste Mal missbrauchte, als sie vier Jahre alt war. An die Eltern, die ihr damals nicht glaubten. Oder von der Erinnerung an ihren Stiefvater, der seine Finger um ihren Hals schloss, um ihre Teenager-Widerworte nie mehr hören zu müssen. Diese Brücke bauen ihr Skills[1], Gegenstände, die sie von den Dingen und Gedanken, die sie fürchtet, ablenken. Anker in die reale Welt, nennt Nati sie.

Der erste Skill kommt auf dem Weg zum Weihnachtsmarkt zum Einsatz. Sie rollt im Bus ihren silberfarbenen stacheligen Akupunkturring mit dem Daumen kräftig auf dem Zeigefinger hoch und runter. Die Frau gegenüber schaut interessiert auf das Schmuckstück – mehr ist es für die Außenwelt nicht. In der Bahn steckt Nati die Hand in die Tasche, umfasst dort ein Kuscheltier von der Größe eines Hühnerkükens. Vier Beine, eine knubbelige Nase, einen Namen hat es nicht. Es beruhigt sie. Ihren wichtigsten Skill musste sie wie immer zu Hause lassen: ihren Kater. Der lenkt sie ab, wenn ihre Gedanken Chaos im Gehirn veranstalten. „Er bringt mich zum Lachen", sagt Nati. „Der kaut an Kabeln, öffnet Schubladen und klettert durch die ganze Kommode von innen durch sie hindurch." Sie hat ihm

Heute auf Menschen zugehen? Sie anziehen? Berühren? „Keine Chance", sagt Nati. „Sosehr ich auch will."

einen Kratzbaum gebaut, aus einem Ast und Papprollen. Für mehr reicht das Geld nicht. Früher hätte sie ihrer Katze schönes Spielzeug gekauft, erzählt sie. Als sie noch als Textilverkäuferin gearbeitet hatte. Heute auf Menschen zugehen? Sie anziehen? Berühren? „Keine Chance", sagt Nati. „Sosehr ich auch will."
Greta darf ihr nahe kommen – beide arbeiten schon seit Jahren miteinander. Die Betreuerin hilft ihr, wenn die Behörden es Nati schwer machen. Wenn Dokumente innerhalb einer Stunde eingescannt werden müssen, weil sonst eine Frist verstreicht, oder ein Anruf von offizieller Stelle die Situation entschärfen kann. Gretas Art, ihr nur in einem Maße zu helfen, wie es Nati auch guttut, „also ohne, dass ich zu unselbstständig werde", sagt sie und lächelt, stütze sie oft. Dass Greta ebenfalls gern Fantasyromane liest und Sci-Fi-Serien schaut, ist für sie das I-Tüpfelchen. Vielleicht sei die Verbindung mit dieser Einrichtung auch ein kleines bisschen Schicksal, sagt Nati. Denn bisher habe jede Betreuerin irgendwie besonders gut zu ihr gepasst. Doch jeder Neuanfang ist Stress für sie: Immer wenn eine neue Bezugsperson dazukommt, sperrt sich anfangs alles in ihr. Als Nadja dazukommt, hat sie mit Nati keinen guten Start. Als die Betreuerin sie zum ersten Mal trifft, ist es für Nati ein innerer Kampf. „Nadja kam lächelnd auf mich zu, fing an zu reden, und ich wollte am liebsten nur noch rückwärts rausrennen", beschreibt sie. „Ich war schlecht drauf an dem Tag. Da wollte ich niemanden kennenlernen, der so offen und herzlich auf mich zugeht. Zum Glück hat Nadja mir das nicht übelgenommen und ist drangeblieben." Aktuell seien Nadja und Greta ihr persönliches Rettungsteam, sagt sie. Das sie an die Hand nimmt, wenn die Panik sie übermannt, wenn bloß der Gedanke, schon einen Schritt ins Treppenhaus zu machen, ihr den Hals enger werden lässt.

Heute spüren die Menschen in ihrer Umgebung ihre Panik nicht. Während wir den Weihnachtsmarkt umrunden und aus zehn Metern Sicherheitsabstand in die schmalen Gassen zwischen den Ständen spionieren, sprechen Nati immer wieder Leute an. Zwei Obdachlose, die ihre Zeitung verkaufen wollen. Ein junger Mann will sie überreden, bei einer Marktforschung mitzumachen. Ein Touristenpärchen bittet sie auf Englisch, ein Foto zu schießen. Bei jeder Kontaktaufnahme macht sie instinktiv zwei fließende Ausfallschritte, um zu checken, wer oder was da noch im toten Winkel steht. „Sich in Position bringen", nennt Nati diesen Tanz. Dabei bleibt sie freundlich, lächelt. Das Foto macht sie. Besser drei, falls eines verwackelt sein sollte. Auf die Frage, wie sich das für sie anfühle, antwortet sie: „Ich bin ein Menschenmagnet." Und zuckt mit den Schultern. Unauffällig gekleidet, nicht geschminkt. Und trotzdem passiert es. Nati kann es sich nicht erklären. Ich schon. Sie strahlt Wärme aus. Herzlichkeit. Vertrauenswürdigkeit. Dabei sei das Thema Vertrauen, egal, in welche Richtung, so sagt sie, nun wirklich nie ihre Stärke gewesen.

Nun fordert Nati mich ihrerseits zum Tanz auf. „Sag mir, wo ich langgehen soll", sagt sie plötzlich. Und deutet mit dem Kinn auf die Masse von Leuten auf dem Weihnachtsmarkt. „Na los!" Aber wohin?, frage ich mich. Überall sind eilende Beine und rempelnde Schultern. „Finde einen Weg für mich, ich folge dir", bestimmt Nati. Jetzt ist es an mir, tief einzuatmen. Mein Puls erhöht sich. Was, wenn ich sie verliere? Ich bin mir nicht sicher, für wen von uns beiden das schlimmer wäre. Nati gibt mir einen kleinen Schubs. Wir kommen nicht weit. Ich bleibe stehen, weil ich vor lauter wippenden Köpfen keine Lücke sehe. Es fühlt sich an, als

„Hast du ein gebrochenes Bein, akzeptieren das alle. Hast du eine gebrochene Seele, wirst du aus der Gesellschaft ausgestoßen."

„Finde einen Weg für mich, ich folge dir", bestimmt Nati.

würden all diese Menschen an mir vorbeirasen, wie auf einem Laufband am Flughafen. „Siehst du?", sagt sie. „Das habe ich gemeint." Und fasst mich an der Schulter, um mich zwischen zwei Mülleimern durchzuschieben und an der Binnenalster ans Wasser zu setzen.

Hier könne sie Kraft tanken, sagt sie. Dafür benötige sie keine Tabletten. Nati ist stolz, fast ohne klarzukommen: „Tavor ist mir zu viel. Aber Wasser hat eine Art Heilkraft für mich." Der Zauber wirke jedoch nur ohne Chlor. Im Winter tue es auch eine Badewanne voll, aber höchstens einmal im Monat. „Im Sommer gehe ich zu einem Strand an die Elbe, mit meiner besten Freundin", sagt Nati. „Der ist geheim, den findet keiner." Diese Vertraute kenne ihr inneres Vakuum, ihre Ängste und die Eigenheiten, die daraus resultieren. Andere Menschen, außer ihre Betreuer und auszugsweise ihre Gilde, weiht Nati nicht gern ein. „Die Welt versteht mich nicht", begründet sie ihre Vorsicht. „Hast du ein gebrochenes Bein, akzeptieren das alle. Hast du eine gebrochene Seele, wirst du aus der Gesellschaft ausgestoßen." So einfach sei das, sagt sie. Und dann lacht sie, zu ihren Füßen ist eine junge Möwe gelandet. Der Vogel versucht, eine Scheibe Toast im Ganzen hinunterzuschlingen. Zwei Frauen neben uns, die den Weihnachtsbaum auf der Alster betrachten, sehen zu Nati. Und lachen mit.

Dann holt Nati ihr Handy aus der Tasche. „Du wolltest doch mit mir Pokémon spielen." Die Spiele-App, in der sich digitale, comicartige Monster in der realen Welt verstecken, diente ihr lange als Skill, um sich beim Rausgehen von ihren Ängsten abzulenken. Es war mein Wunsch, bevor ich Nati traf, dass sie mir diese für mich unbekannte Welt zeigt. Und so bewerfen wir am Ende doch noch an der Alster Monster mit Blitzen und fangen sie in Kugeln ein. „Das ist deine kleine Belohnung", sagt sie und grinst, „weil du mir nicht gleich mit dem nackten Hintern ins Gesicht gesprungen bist."

[1] Skills sind ein Begriff aus der Psychotherapie. Man versteht darunter Techniken wie Autogenes Training, körperliche Aktivitäten wie z. B. Joggen, reizauslösende Dinge wie Akupunkturringe oder Chili. Skills helfen, um mit bestimmten Situationen besser umgehen zu können.

Depression Seite 118

„Ich bin Mr. Gott"

Aus dem Leben eines bescheidenen Mannes, der sich einst allmächtig fühlte: Tayfun.

„Ich bin Mr. Gott." So dachte er im Wahn. Es waren bei ihm Episoden. „Mal dachte er, er könne die Geschichte beeinflussen. Mal dachte er, er könne die ganze Welt, das ganze Universum regieren. Und die Sonne in ihm untergehen lassen. Er war allmächtig. Das Allmachtsgefühl war in ihm so präsent wie seine Augen im Kopf, seine Zunge im Mund, wie die Nägel an den Fingern. Es war ein Teil von ihm."
Was sich liest wie der Beginn eines packenden Psychothrillers, sind Tayfuns Gedanken über sich selbst. Diese Zeilen entstanden kurz nach einer psychotischen Phase, während eines Psychiatrieaufenthalts. Der 41-Jährige schreibt regelmäßig nieder, wie es ihm geht, welche Fragen ihn umtreiben und welche Zweifel in seinen Gedanken kreisen.
Tayfun streicht die leicht zerknüllten Zettel, teils kariert, teils liniert, zärtlich glatt und

„Ist die Welt groß?
Ist die Welt klein?
Ist sie überhaupt normal?
Oder ist sie verrückt?
Sie scheint nicht mehr zu funktionieren, wie eine altmodische Schreibmaschine. Sie ist stehen geblieben. Drückt man auf die Tasten, tut sich nichts auf dem eingerollten Papier."

„Wohin führt der Weg des Lebens?
Nach rechts?
Nach links?
Oder geradeaus?
Man weiß es nicht.
Man geht einfach immer der Nase nach.
Mal hat man Steine oder Gräben vor sich.
Es heißt entweder überspringen oder drum herumgehen.
Ich weiß, kein leichtes Unterfangen.
Und manchmal begibt man sich in eine Sackgasse.
Dann heißt es: Umkehren!
Überhaupt, haben die ganzen Strapazen einen Sinn?
Da geht nach dieser Frage das Leben von vorne los."

„Ich war in der Psychiatrie. Wo die Menschen wie ferngesteuerte Roboter umherlaufen. Der Schock dieser Menschen ist groß.
Aber der Schmerz geht auch wieder vorbei.
Nur bleiben Narben übrig.
Und manchmal kommt die Zeit,
wo die Narben wieder aufgerissen werden.
Aber auch dann heilt es wieder zusammen."

überreicht sie mit den Worten: „Heute kein Größenwahn in Sicht." Dann schlappt er in seinen Lederpuschen schmunzelnd zum Mittelpunkt seiner Anderthalbzimmerwohnung zurück: zu der graubraunen Wolldecke, die den Stoff seiner Lieblingsecke auf dem Sofa schützt. Die weiteren Plätze sind besetzt. Dort liegen, wie vorsorglich drapiert, ein Kissen mit aufgestickten Blumen, zwei Fernbedienungen und sein Tabakbeutel. Tayfun bewegt sich in seinem Zuhause bedächtig, aber immer auf dem kürzesten Weg. Zeit habe er nämlich wenig, kündigt er an, seine Aufmerksamkeitsspanne sei „recht begrenzt". Jemandem beim Lesen seiner Werke zuzuschauen strengt Tayfun an und macht ihn nervös. Er fragt, ob seine „Destillate aus Gefühlen, Gedanken und Fragen über das Leben" denn für die Leser überhaupt interessant seien? Während er Cappuccinopulver in Tassen löffelt und das Wasser dafür in der Mikrowelle erhitzt, erkundigt er sich immer wieder, ob seine Schrift auch lesbar sei.

Nach 15 Minuten nimmt sich Tayfun seine erste Pause. Er bröselt filigran Tabak in ein Blättchen und dreht sich konzentriert eine Zigarette ohne Filter. Er setzt sich behutsam in den Schneidersitz, bettet seinen Bauch auf seine Oberschenkel und nimmt einen tiefen Zug mit geschlossenen Augen. Durch die Rauchwolke ähnelt er für einen Moment einer Buddhafigur hinter Räucherstäbchenschwaden. Dann deutet Tayfun mit der Kippe zwischen seinen Fingerspitzen auf seine Briefe und erklärt, dass er die nicht geschrieben habe, um sie zu diskutieren. „Die waren einfach für mich. Aber wenn es hilft, Leute wie mich wahrzunehmen, ist es ja gut.“ Die Worte klingen leise, nuschelig, weil sich Tayfuns Lippen, wie bei einem Bauchredner, beim Sprechen kaum bewegen. Es ist ungewohnt für ihn, seine Gedanken über seine Zunge mitzuteilen. Sein Sprachrohr ist der Stift, Zuhörer ist das Papier.

„In der Schule haben sie mich den Philosophen genannt“, erinnert sich Tayfun. Nach dem Hauptschulabschluss sei es dann zu einem schmalen Grat zwischen philosophischen Ideen und wirren Gedanken geworden. „Irgendwann dachte ich: Jetzt hab ich wohl wirklich einen an der Klatsche.“ Zu diesem Zeitpunkt sei das längst handfester Größenwahn gewesen, erklärt Tayfun sachlich, wohl seit drei oder vier Jahren schon. Der Größenwahn ging so weit, dass Tayfun unerschütterlich daran glaubte, der Welt mit seinen versehentlich gedachten Gedanken todbringende Epidemien, Erdbeben, Tsunamis und Kriege zu bescheren. Die bloße Befürchtung einer Katastrophe reichte, um den Schrecken rund um den Globus Gestalt annehmen zu lassen. Nachrichten zu schauen wurde für ihn zur Qual. Überall sah er Zerstörung – von ihm verursacht. Nicht nur sein Geist erschien ihm als der Größte im Universum, er empfand auch seinen Körper als mächtig und überdimensional: Hob Tayfun seine Hand in die Höhe, nahm er sie so monströs wahr, dass er glaubte, mit ihr Hochhäuser zerquetschen und Flugzeuge aus dem Himmel pflücken zu können. Einfach alles sei ihm damals möglich vorgekommen, fasst Tayfun zusammen. Grenzen, auch die von Zeit und Raum, galten für ihn nicht mehr. Diese Macht habe sich wie eine faszinierende und zugleich gruselige Gabe angefühlt. Als der eingebildete Einfluss auf alles und jeden in Angst und Panik umschlug, fühlte er sich überfordert. Tayfun war 20 Jahre alt, als er sich selbst in die geschlossene Abteilung der Psychiatrie einwies. Der erste Aufenthalt dort dauerte drei Monate. Tayfun empfindet diese Zeit rückblickend als Schock und gleichzeitig als Zeit der Einsicht. Die Ärzte erklärten ihm damals, dass sein Größenwahn Teil seiner Erkrankung sei. „Ich verstand, dass ich nicht verrückt, sondern krank bin. Das war eine Erleichterung." Die Ängste nahmen von Tag zu Tag ab, die sorgenvollen Gedanken nahmen von Tag zu Tag zu. Sie kreisten nun nicht mehr nur um ihn selbst, sie wendeten sich auch seinen Mitpatienten zu. „Ich habe dort Menschen beobachtet", murmelt er, „die mir so verloren vorkamen." Patienten, die ihre Umwelt kaum mehr wahrnahmen, auch weil sie unter Einfluss von Medikamenten standen. Die mal stumme, mal laute Verzweiflung dieser Seelen habe ihn erschreckt, so Tayfun. Er fragt sich seitdem immer wieder: „Wo ist denn dieser Gott? Und was denkt er sich dabei? Wenn es einen da oben gibt, warum lässt er das ganze Leid auf der Erde zu? Wenn es ihn wirklich gibt, verstehe ich das Desinteresse an der Menschheit nicht." Tayfuns Interesse für Fremde bleibt in seinem Kopf. Auf andere zuzugehen, mit ihnen nur so zum Spaß zu plaudern sei „gar nicht seins",

„Wer bin ich?
Wo komme ich her?
Was mache ich eigentlich auf dieser
merkwürdigen, sonderbaren Welt?

Egal, wie ich es hinbiege, ich finde keine
Antwort. Ich denke, dass man, egal, was
man macht, egal, was man tut, keine
Antwort auf die Warum-Fragen finden kann.

Denn die Welt ist von innen verschlossen.
Und man wird bis zum Tod den Schlüssel,
quasi die Antwort, nicht finden.

Aber was kommt dann?
Ein Weiterleben? Eine Leere?
Ein Himmel und eine Hölle?
Eine Wiedergeburt?
Auf jeden Fall wird man es dennoch,
also nach dem Sterben, erleben."

„Wo bin ich hier gelandet?
Das frage ich mich schon seit Jahren.
Und bekomme keine Antworten auf
meine Warum-Fragen.

Wieso, weshalb, warum?

Ich finde, das Leben ist schon eine beschissene Angelegenheit. Aber man kann auch das Beste daraus machen. Man muss es nur wollen. Ich meine, wo ein Wille ist, ist auch ein Weg."

offenbart er. „Zu anstrengend." Eine Ausnahme bilden Frank und Werner, seine Betreuer von der Pestalozzi-Stiftung Hamburg. Mit ihnen trifft er sich regelmäßig, um sich Unterstützung bei Behördenproblemen, Geldangelegenheiten oder Arztbesuchen zu holen. Seit sechs Jahren wohnt er in dem Haus, in dem auch die Begegnungsstätte ihre Räume hat. So können Frank und Werner unbürokratisch und schnell zwischendurch rüberkommen, wenn Tayfun Beratung benötigt oder sich ein Krankheitsschub ankündigt. Letzteres sei lange her, stellt Tayfun klar, psychotisch sei er seit Jahren nicht gewesen. Bei den zwei Sozialpädagogen ist er sich sicher, dass sie keine Freundschaft anstreben. Genauso wenig wie er. Seine Kollegen in der Evangelischen Stiftung Alsterdorf, wo er kunstvolle Bilder malt, sieht er fünfmal die Woche von 8 Uhr bis 15 Uhr. Auch von ihnen trifft er keinen privat. Das sei gut so, meint Tayfun. Genauso wie das routinierte Grüßen der Nachbarn, auf das sich die Kommunikation im Hausflur beschränkt. Auch der Kontakt zu seinen Eltern beschränkt sich aufs Nötigste. Sie kommen ihn alle paar Wochen besuchen und rufen an. Seine Diagnose habe sie nicht vertrieben, erklärt er, sie sei aber auch nie Thema gewesen. Überhaupt habe er ihnen nie, obwohl er sie lieb habe, seine Probleme anvertraut. Ihr heutiges Verhältnis beschreibt er als „okay", seine Kindheit als „durchwachsen". Das habe aber mehr an seinem fünf Jahre älteren Bruder gelegen, erklärt er knapp. Der habe ihn täglich getriezt und ihm mit Freude Angst gemacht. Zuneigung habe es zwischen ihnen nie gegeben.

Die verspürt er umso mehr für seine Freundin. Tayfun lernte sie 2001 in der Klinik kennen, seitdem sind sie ein Paar. Dass er 20 Jahre jünger als seine Partnerin sei, sei belanglos, betont Tayfun. Denn Alter sei Schall und Rauch. Das einzige, was ihn daran störe, sei, dass sie vermutlich „den gesegneten Weg" aufgrund des Altersunterschieds zuerst beschreiten müsse. Und er nach ihrem Tod auf der Welt zurückbleiben werde. Bis es so weit ist, besucht Tayfun sie fast jedes Wochenende zu Hause. Dann packt er, neben Zahnbürste und Pyjama, ein dickes Buch in seinen Rucksack. Seine Freundin besitzt keinen Fernseher. Das mache ihm wirklich nichts aus, betont Tayfun, der zu Hause fast täglich Filme aus seiner DVD-Sammlung schaut. Auf seinem TV-Tisch stapeln sich die Horrorstreifen, viele von Stephen King. Dessen Werke schaue er am liebsten, erklärt er, die seien nicht so splattermäßig, sondern intelligent aufgebaut und hätten etwas Philosophisches. Zwischen Filmen wie „Es", „Das Spiel", „Cujo" und „Feuerkind" liegen auch DVDs der Kindersendung „Löwenzahn". Peter Lustigs Art, die Welt zu erklären, sei einmalig gewesen, sagt Tayfun. Der Moderator verabschiedete sich von seinen Zuschauern grundsätzlich mit den Worten: „Heute kommt nichts mehr. Also abschalten, tschüss." Und so beendet auch Tayfun seine heutige Sendezeit von exakt 60 Minuten abrupt mit den Worten: „Ich denke, wir sind fertig, tschüss!"

Psychose Seite 122

Der leere Blick

Weshalb ihn nicht alle sehen können – und Anna-Maria ihn schon von Weitem erkennt.

Ihre Mimik arbeitet.
Sie sortiert ihre Gedanken,
verwirft sie, setzt an, zu sprechen,
und schweigt erst mal.

Anna-Maria glaubte zunächst, dass sie gar nicht in der Lage sein würde, bei diesem Buch mitzuwirken. Sie hatte keine Angst davor, über sich und ihre Seele zu sprechen. Sie fürchtete, eine Verabredung mit mir schlichtweg zu vergessen und jemanden zu versetzen, der nur ihretwegen käme. Vielleicht war es eine selbsterfüllende Prophezeiung: Anna-Maria war am verabredeten Tag nicht zu Hause. Stattdessen öffnete ihre Tochter Milena die Eingangstür. Die 24-Jährige lächelte freundlich und winkte mich rein. Dann ging sie zurück in die Küche, um das Mittagessen für ihre Schwester Sabrina umzurühren, die gerade aus der Schule gekommen war. Milena rief in den Flur, ob ich mich setzen und einen Tee wolle. Einfach so. Sie wusste nicht, wer da überhaupt in der Tür stand – ihre Mutter hatte sie nicht über mein Kommen informiert, weil sie es ja selbst nicht mehr gewusst hatte.

Wenige Wochen später starten wir unseren zweiten Versuch. Dieses Mal wartet die 50-Jährige bereits vor der Tür, bereit für einen Spaziergang. Sie funkelt in der Sonne. Die strassbesetzte Sonnenbrille in ihrem schwarzen Haar, die Armbanduhr, der eichelgroße Swarovskikettenanhänger und die goldenen Creolen reflektieren das Sonnenlicht. Glitzernde Liebesbeweise ihrer Töchter. Anna-Maria trägt sie gern bei sich. Sie setzt wie in Trance einen Fuß vor den anderen auf dem Kopfsteinpflaster. Sie ist erschöpft – ein Dauerzustand. Sie hebt immer wieder die Hand zum Gruß und nickt Jugendlichen, Senioren und dem Kioskbesitzer zu. Sie ist hier, in ihrem Viertel, nach 20 Jahren tief verwurzelt. Anna-Maria stammt aus Serbien, ihre Nachbarn kommen aus der Türkei, aus Ghana, aus Syrien. Viele seien perspektivlos – aber alles gute Menschen, nimmt Anna-Maria sie reflexartig in Schutz. Sie sind

hier alle an Vorurteile gewöhnt.
„Was willst du nun wissen?", fragt sie. Sie spricht mit tiefer Stimme und mit weichem, angenehmem Akzent. „Nur, was du erzählen möchtest", antworte ich. „Wie ich krank wurde?", fragt sie weiter. „Auch", sage ich. „Wovor ich Angst habe?" – „Wenn du es erzählen kannst, ja." Anna-Maria summt zustimmend. Wir setzen uns in die Sonne, neben uns spielen Geflüchtete, die in der Kirche neben dem Park ein Zuhause auf Zeit bewohnen, Basketball. Ein Obdachloser füttert seinen Hund mit Keksen, eine junge Frau öffnet eine Bierdose. Keiner beäugt die anderen. Es herrscht eine Atmosphäre von friedlicher Co-Existenz. Aber es schaut auch keiner so genau hin. Die Menschen hier haben ihre eigenen Probleme. Anna-Maria schließt die Augen. Ihre Mimik arbeitet. Sie sortiert ihre Gedanken, verwirft sie, setzt an, zu sprechen, und schweigt erst mal. „Sorry, ich bin so müde", erklärt sie ihr Zögern. „Ich schlafe immer erst, wenn es hell wird. Aber dann muss ich Sabrina für die Schule wecken. Wenn sie denn hingeht ..." Sabrina schwänzt ab und an. Dann sitzt die 13-Jährige vor dem Computer und zockt Online-Spiele. Bei dem Thema wird Anna-Maria wacher. Lernen, einen Abschluss machen, das habe sie sich selbst so gewünscht.

„Trotzdem träume ich noch manchmal davon, wie ich einen Abschluss mache und studieren gehe ..."

Und so beginnt Anna-Maria ihre Geschichte in ihrer Schulzeit in Serbien. „Ich war anders als die anderen", erinnert sie sich, „ich hatte so viele Träume, habe mir eine Zukunft ausgemalt." Anna-Maria lächelt. „Malen", sagt sie sehnsüchtig, „ja, das mochte ich wirklich." Sie beschreibt, wie inspirierend die Kunst und das Zeichnen für sie waren. Wie ihr Lehrer ihr Talent erkannte, sie förderte, sie sogar auf einer Kunstschule anmelden wollte. „Er sagte mir, ich sei damals schon besser gewesen, als er es jemals war." Nach fünf Jahren Schule war Schluss für Anna-Maria. Sie beherrschte das Schreiben, Lesen und Rechnen, das müsse reichen, befanden ihre Eltern. Die Schule war zu teuer für alle vier Kinder. Fortan lernte Anna-Maria putzen und kochen, um zu einer guten Ehefrau zu werden. „Ich habe einen Monat nur geweint, weil ich nicht mehr zum Unterricht durfte", sagt sie. „Aber ich habe es hingenommen. Wir waren ja froh, wenn wir was zu essen hatten. Trotzdem träume ich noch manchmal davon, wie ich einen Abschluss mache und studieren gehe ..." Träume dieser Art wünscht sie sich auch für ihre Tochter Sabrina. Sie möchte ihr am liebsten einhämmern, dass sie doch alle Chancen hat. Anna-Maria bekniet sie jeden Tag, zu genießen, was sie selbst nicht hatte. „Aber die Kinder hören einem nicht zu, nicht wahr?"

Das war für Anna-Maria der Beginn der Abwärtsspirale. Die fehlende Bildung, der klein gehaltene Horizont, das habe sie nie dort ankommen lassen, wo sie hinwollte: in die Mitte der Gesellschaft. Mit einem netten Mann, einer Familie und einem Job, ohne Existenzängste. Als sie 17 Jahre alt wurde, schöpfte sie plötzlich Hoffnung. Ihre Eltern zogen mit der ganzen Familie nach Deutschland. Hier sollte alles besser werden. Aber der Start in das neue Leben verzögerte sich. Sie hingen in Süddeutschland in einer Asyleinrichtung fest. Anna-Maria lernte dort einen Mann kennen, verliebte sich in ihn und auch in die Vorstellung, mit ihm einen Ausweg aus der Enge gefunden zu haben. Sie wurde schwanger und zog mit ihm in eine Wohnung. Ein Kind bedeutete Zukunft – und eine Aufenthaltserlaubnis. „Da hat die Hölle angefangen", wispert Anna-Maria. Diese Erinnerungen tröpfeln zäh und langsam aus ihr heraus. Sie erzählt stockend und leise, was ihr Ehemann ihr angetan hatte. „Einmal brach er nachts bei meiner Schwester ein. Besoffen, voll gepumpt mit Drogen und Wut, stand er da. Mit der einen Hand hielt er meine kleine Elena, meine erste Tochter, hoch. Gepackt wie eine kleine Katze am Nackenfell. Mit der anderen Hand presste er ein Messer an die Kehle meiner Schwester." Zu ihr war Anna-Maria vor ihrem Ehemann geflüchtet, sie wollte ihn verlassen. Wie schon so oft. Sie habe in diesen zehn Jahren fast alle Frauenhäuser in Hamburg kennengelernt, schildert Anna-Maria. Doch ihr Mann fand sie, ganz gleich, wo sie

> Manchmal habe sie ihn nachts betrachtet und sich ausgemalt, wie sie ihn mit einem Kissen erstickt.

„Der Mensch ist keine Maschine. Auch du nicht, Mama."

sich versteckte. Auch am Ende dieser Nacht ging sie, aus Angst um ihre Tochter und ihre Schwester, wieder mit nach Hause.
Fünf Jahre später bekommt sie noch ein Kind mit ihm: Milena. Nichts wurde besser. Nächtelang verschanzt sie sich mit beiden Mädchen im Badezimmer, weil er auf Drogen war und halluzinierte, tote Menschen in der Wohnung sah. Immer wieder schlug er alles kurz und klein. Er verprügelte und demütigte Anna-Maria. „Ich kann kaum beschreiben, wie sehr ich ihn gehasst habe", sagt Anna-Maria mit erstickter Stimme. „Ich hätte ihn am liebsten umgebracht." Manchmal habe sie ihn nachts betrachtet und sich ausgemalt, wie sie ihn mit einem Kissen erstickt. „Aber ein Leben nimmt man nicht", sagt sie bestimmt. Anna-Maria magerte auf 40 Kilogramm ab. Sie habe damals so zerbrechlich ausgesehen, beschreibt sie sich, dass ihre Mutter ständig befürchtet habe, Anna-Marias Wirbelsäule könne einfach durchbrechen. Ihre Eltern wussten nicht, wie schlecht es ihrem Kind ging. Anna-Maria wollte sie mit ihren Sorgen nicht belasten. Aber Anna-Maria zerbrach nicht. Sie trennte sich. Diesmal glaubte sie, sei es geschafft.
Und dann entführte er Milena. Er habe wirklich geglaubt, als Vater habe er das Recht dazu, empört sich Anna-Maria. Für ihn war es ein simples Rechenexempel: ein Kind für sie, eines für ihn. Das sei doch nur gerecht! Er flüchtete mit der 5-jährigen Tochter irgendwohin nach Süddeutschland. Anna-Maria flehte ihn am Telefon an, er möge Milena zurückbringen. Ohne Reaktion. Dann erfuhr sie von Bekannten, dass er bei seiner Mutter untergekommen sei, aber tagsüber mit der Tochter am Bahnhof rumhinge. Dass er Bier söffe, die Kleine neben sich abgelegt wie einen Straßenstreuner auf einer alten Pappe. Statt zu verzweifeln, schmiedete sie einen Plan mit ihrer Schwester, die im achten Monat schwanger war. Sie rief bei ihrer Schwiegermutter an und hatte zufällig Milena am Telefon. Sie verabredeten ein Geheimzeichen: Sobald sie dort ankamen, wollte Anna-Maria am Waldrand, an dem das Haus stand, laut pfeifen. Und Milena sollte rennen. Der Plan schlug fehl. Milena war nicht dort. Auf blauen Dunst fuhren sie zu Bekannten ihres Mannes, die in einem Mehrfamilienhaus lebten. Dort erfuhr Anna-Maria, dass ihre Tochter im zweiten Stockwerk auf einem

Kindergeburtstag war. Sie überredete ein älteres Mädchen, Milena irgendwie aus der Wohnung zu holen. Das Mädchen nahm allen Mut zusammen. Sie schnappte sich die Kleine und rannte aus dem Haus. Anna-Maria und ihre Schwester rasten zurück nach Hamburg. Dort angekommen, zeigte Anna-Maria ihren Mann an und erwirkte eine einstweilige Verfügung gegen ihn. Dann war Ruhe. „Vielleicht wurde ihm das alles zu anstrengend, für sie zu sorgen“, mutmaßt Anna-Maria. Doch die Angst, er könnte zurückkommen, ließ Anna-Maria nicht los. Wieder war ein Mann ihr Ausweg: Sie heiratete einen guten Freund ihres Bruders, um sich sicher fühlen zu können. Dann kam ihre dritte Tochter Sabrina zur Welt. Kurz darauf zerbrach die Ehe.

Ein junger Mann mit akkurat geschnittenem Bart, modisch verzaustem Haar und einem Skateboard unter dem Arm schlendert an uns vorbei. Anna-Maria blickt ihm ins Gesicht und sagt bedrückt: „Schau, der hat es auch.“ Ich sehe ihm hinterher und antworte, dass er nicht krank aussehe. „Doch, guck hin, er hat den leeren Blick!“, sagt sie leise. Der sei so typisch für zutiefst traurige Menschen, erklärt sie mir, dieser Typ brauche längst Hilfe. Das sei das Problem, so Anna-Maria. Wenn man endlich erkenne, dass man Hilfe benötige, sei man meist schon zu schwach, um sich welche zu suchen.

Die Traurigkeit nahm sie wieder gefangen.
Sie verließ kaum noch die Wohnung und zog wieder in ihr Bett.

Auch Anna-Maria bat nicht um Hilfe. „Ich lag nur noch im Bett und habe geweint. Ich interessierte mich für nichts mehr. Ich war kaputt, seelisch und körperlich.“ Das Einzige, für das sie sich noch aus dem Bett hievte, war das Putzen. Es beruhigte sie. Anna-Maria schrubbte das Bad, das niemals wirklich sauber wirkt, weil Fugen und Keramik alt und brüchig sind. Sie wischte Staub, saugte und machte das Bett, nur um sich gleich wieder völlig erschöpft hineinzulegen. An ganz schlechten Tagen konnte sie selbst dafür nicht aufstehen. Dann weinte sie, weil sie nicht putzen konnte. Ihre größte Tochter gab schließlich den Anstoß. Eines Tages stand sie an Anna-Marias Bett und sagte bestimmt: „Der Mensch ist keine Maschine. Auch du nicht, Mama.“ Anna-Maria wachte auf. Plötzlich kam sie sich „verrückt vor“.

Anna-Maria wies sich selbst in die Psychiatrie in Rissen ein. Sie habe es so sehr schaffen wollen, erinnert sie sich, wieder „normal“ zu

„Die Verlorenen orientieren sich an den Verlorenen."

werden. Sie schlief dort so viel wie seit Jahren nicht mehr. Auch dank der Medikamente. Sie fing sogar wieder an zu malen und zu töpfern. Nach zwei Wochen brach sie ab. Sie ging nach Hause, weil sie glaubte, es wäre geschafft. Wie ein Auto, das auf den ersten Blick nur eine kleine Starthilfe benötigt – und doch eigentlich in die Werkstatt gehört. Anna-Maria litt plötzlich unter Panik. Schlaf fand sie selten, weil sie die „alten Geschichten" wieder einholten. Die Ängste aus der Zeit mit ihrem ersten Mann, die Entwürdigungen, eben all das, was Vergangenheit war und was sie längst vergessen glaubte, ploppte an die Oberfläche. Die alltäglichsten Dinge bescherten Anna-Maria Erinnerungen. Schaute sie Nachrichten, spielte ihr Herz verrückt. Berichte über Missbrauch, Gewalt und Kriminalität brachten es unkontrolliert zum Rasen. Seitdem flimmern bei Anna-Maria nur noch harmlose Soaps über den Bildschirm. Nach wenigen Wochen ging sie erneut nach Rissen in die Klinik, sie blieb für vier Wochen. Das sei für sie so gut gewesen, erinnert sie sich. Alles verändert habe es jedoch nicht. Als sie nach Hause kam, war ihr erster Spruch: „O Gott, wie soll ich das je wieder sauber kriegen?" Einen „verrückten Übersprungsgedanken" nennt Anna-Maria das heute lachend. Sie fühlte sich zu dieser Zeit stabil, fuhr sogar zur Hochzeit ihrer Tochter nach Serbien. Doch das Gefühl von Stärke war fragil. Anna-Maria setzte in Eigenregie die Medikamente ab, fing gleichzeitig wieder an, im Hotel als Reinigungskraft zu arbeiten. Die Traurigkeit nahm sie wieder gefangen. Sie verließ kaum noch die Wohnung und zog wieder in ihr Bett.

„Ich habe irgendwann eingesehen, dass ich noch nicht so weit war", sagt Anna-Maria. „Nur wer gesund ist, kann arbeiten gehen." In dieser Zeit kommt sie mit der Pestalozzi-Stiftung Hamburg in Kontakt. Anne wird ihre Betreuerin und trifft Anna-Maria einmal die Woche.

Bei diesen Terminen nehmen die beiden sich den Stapel Post vor, den Anna-Maria angesammelt hat. Sie führe einen wahren Papierkrieg mit dem Arbeitsamt und mit ihrem Vermieter, erklärt Anna-Maria. Öffnet sie ein Schreiben allein, schnürt sich ihr der Hals zu. Sie verstehe das Beamtendeutsch oft nicht, sagt sie, das klinge immer gleich nach Angriff. „So nach dem Motto: Wenn Sie die Frist XY nicht einhalten, dann passiert Ihnen das und das!" Dank Anne weiß Anna-Maria, dass sie nicht einfach so aus ihrer Wohnung fliegen kann. Sie kennt ihre Rechte nun besser und versucht, diese mit Annes Unterstützung durchzukämpfen. Sie arbeiten sich langsam voran. Ihr aktuelles Projekt: die Sanierung des Badezimmers. „Ohne Anne hätte ich mich gar nicht getraut, diese Dinge in Angriff zu nehmen", so Anna-Maria. „Sie ist eine Macherin und schubst mich an." Dass bei diesen Treffen auch geredet wird, tut der dreifachen Mutter ebenfalls gut. Anne hört ihr zu, wenn sie familiäre Sorgen hat. Und sie versteht es, Anna-Marias Sorgen einzuordnen, indem sie ihr bei bestimmten Themen rät, sie besser mit ihrem Therapeuten zu besprechen.

Anna-Maria verliert immer wieder ihre Kraft. Ihre mühsam angesparten inneren Reserven zapft sie für andere an: für Nachbarn, die Liebeskummer haben, für die Familie ihrer Nichte, die kürzlich bei der Geburt ihres Kindes fast ihr Leben verlor. „Ich bin gern für die Menschen da", sagt sie, „manchmal vergesse ich aber, dass meine Kraft schnell schwindet." Sie zuckt entschuldigend mit den Schultern. Wieder geht ein Mann in unsere Richtung. Wir schauen beide auf, weil er ohne Unterlass vor sich hin brabbelt. Er fängt Anna-Marias Blick auf und geht spontan vor ihr in die Hocke. Er ist barfuß, ein Hosenbein ist auf Kniehöhe fast gänzlich abgerissen. Er redet wirr, wir verstehen kein Wort. Anna-Maria nickt beschwichtigend und murmelt ihm zu: „Jaja, schon gut." Diese kleine Aufmerksamkeit reicht ihm, er schlurft weiter. „Guck, der hatte auch den leeren Blick", kommentiert sie diese Begegnung, „Die Verlorenen orientieren sich an den Verlorenen." Anna-Maria schaut ihm hinterher. In ihrem Blick spiegelt sich vieles wider: Traurigkeit, Freundlichkeit, Sorgen. Aber Leere sehe ich nicht.

Depression Seite 118

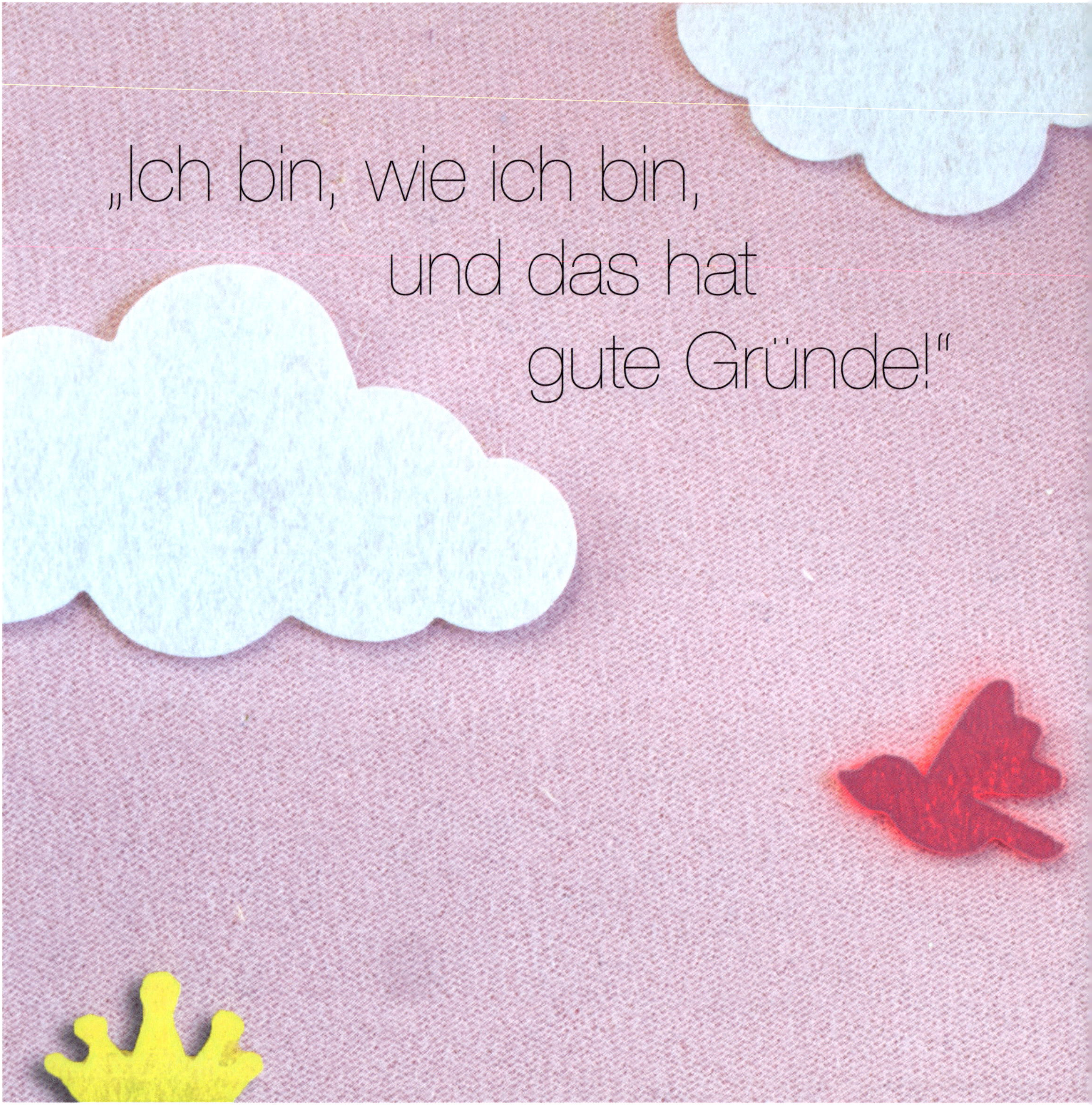
„Ich bin, wie ich bin,
und das hat
gute Gründe!“

Die Uhr über dem Türrahmen zeigt 14.01 Uhr an, die an der Wand 14.04 Uhr, die auf dem Beistelltisch 13.59 Uhr. Welche der Uhren in Angelas 15-Quadratmeter-Wohnzimmer die korrekte Zeit anzeigt, ist nicht wichtig.

Angela mag das stete Ticken. Es füllt die Stille um sie herum, wenn sie allein ist. Und es verdrängt die lauten Gedanken in ihrem Kopf, die nicht willkommen sind. Dass die Uhren nicht im gleichen Takt gehen, lenkt die 58-Jährige, zumindest manchmal, von ihren Ticks ab. Von dem Drang, das Geschirr beim Aufdecken so exakt auszurichten, dass das Muster aller Teller und Tassen, auf den Millimeter genau, in dieselbe Richtung weist. Vom Kratzen ihrer Arme und Oberschenkel mit ihren gelgestärkten Fingernägeln, bis es blutet. Von maßlosen Einkäufen, wie der zigsten Tupperschüssel oder haufenweise Kinderkleidung aus dem Internet. Und es bewahrt Angela vor dem Griff zur Fleischwurst, von der sie nicht nur ein paar Scheiben, sondern alles verschlingt.

In ihrer ausgewaschenen Jeans, dem rosafarbenen Kapuzenpullover mit Glitzerapplikationen und den rot gefärbten Haaren, gebunden in einen lockeren Pferdeschwanz, wirkt sie wie Mitte 40. Ihr Zopf schwingt hin und her, wenn sie lacht. Dabei bilden sich Grübchen um ihren Mund und ein Netz aus feinen Falten um ihre hellblauen Augen. Angela wirkt wie eine zupackende, selbstbewusste Mutter, die einen bei Kummer fest an ihren großen Busen drückt. Wie eine, die zum Trost eine Stulle schmiert, von Tränen verlaufende Wimperntusche wegwischt und einem dabei glaubhaft versichert, dass das Leben doch immer weitergeht. „Diese Zuversicht strahle ich nicht aus, die strahle ich höchstens ab", erklärt sie mit leiser Stimme, während sie aus dem Fenster in den blauen Himmel bis zur Elbphilharmonie blickt. „Gute Aussichten", sagt sie und lächelt. „Mein Inneres ähnelt aber an einigen Tagen dem Hamburger Schietwetter. Das hält man nach wochenlangem Nieselregen manchmal nicht mehr aus." Vor etwa 17 Jahren stürmte es zu sehr in Angela. Sie ging nach draußen, lehnte sich weit über das Geländer ihres Balkons und blickte die sieben Stockwerke hinab. Sie habe zu dieser Zeit, wie so oft, diese innere Leere gefühlt, erinnert sie sich. Den schlussendlichen Schritt in die

„Ich suche mir Hilfe; ich darf das."

Leere unter ihr ging sie damals nicht. Bis sie sich Unterstützung bei der Pestalozzi-Stiftung Hamburg suchte, dauerte es aber noch einige Jahre.

Angela rutscht auf ihrem Stuhl hin und her. Dabei klacken ihre mit Glitzer verzierten Fingernägel auf ihrer Stuhllehne im Takt der Uhr neben ihr. Nach einigen Sekunden lehnt sie sich plötzlich vor. Sie betrachtet das Geschirr mit zusammengekniffenen Augen und neigt den Kopf zur Seite, um Maß zu nehmen. Dann beginnt sie akribisch, die Tassen auf dem Couchtisch so auszurichten, dass die Henkel zur Tür zeigen. Ihre Betreuerin Sophia von der Pestalozzi-Stiftung Hamburg sitzt entspannt auf dem Sofa. Das Arrangieren des Geschirrs entlockt ihr erst mal keine Reaktion. Sie wartet ab, ob und wie ihre Klientin die Situation handelt. Angela hält in der Bewegung inne, schaut erst zu Sophia, dann auf ihre eigenen Hände und sagt überrascht: „Ich mache es ja schon wieder!" Schnell dreht sie alles wieder ins vermeintliche Chaos zurück und pustet sich eine herausgefallene Haarsträhne aus dem Gesicht. „Gerade noch bemerkt." Sophia und Angela lachen. Die zwei sind ein eingespieltes Team, das die Signale der jeweils anderen zu lesen gelernt hat. In den vergangenen Jahren sind die beiden Frauen schon etliche Male gemeinsam Achterbahn gefahren. Im Hansapark, den Angela einmal im Jahr mit einer Gruppe Klienten besucht, und in Angelas Gefühlswelt. Dann, wie auf ein unsichtbares Kommando hin, blicken beide zu der Pinnwand über Angelas schmalem Holzbett. Darauf pinnen, neben gemalten Bildern ihrer Tochter und einer Übersicht der anstehenden Termine in der Begegnungsstätte der Stiftung, viele bunte Zettel. Auf einem blauen steht: „Die gute, innere Stimme: Ich nehme meine Probleme, mich, ernst", und: „Ich suche mir Hilfe; ich darf das". Auf einem anderen ist zu lesen: „Ich bin, wie ich bin, und das hat gute Gründe!" Sophia hatte Angela geraten, alles aufzuhängen, was ihr helfe. In der Schublade, erklärt die Betreuerin, seien Sinnsätze sinnlos. Dazwischen hängen Computerausdrucke mit den Worten: „Nach und nach", und: „Schön mit mir" – in großen

Blockbuchstaben, nicht zu übersehen. „Ich will diese Sätze verinnerlichen", erklärt Angela die Zettel und Karten, „wie ein Tattoo im Inneren, das mich von traurigen Gedanken und vor allem von diesen Angriffen auf mich selbst ablenkt." Ihr persönliches Oberthema, wie Angela es nennt, das quasi auf ihrer Stirn prange, hat auf dieser Pinnwand keinen Platz gefunden. Es lautet: „Ich bin das nicht wert". Sätze destruktiver Art sind in der Wohnung tabu.

Diese Attacken, die sich gegen ihre Haut, ihr Gewicht, ihr Portemonnaie oder ihren Sinn für Symmetrie richten, sind Ausdruck ihrer Erkrankung. Sie verschaffen ihr kurzfristig Erleichterung, anschließend ein schlechtes Gewissen. Mal ist ein Drang da, mal nicht. Mal schafft sie es, ihn wegzudrücken, mal gewinnt er die Oberhand. Wann sie mit all dem begann, weiß Angela nicht. Sie überlegt einige Sekunden, streift mit ihrem Blick eine ihrer Uhren und sagt dann schulterzuckend: „Ist wohl lange her." Nur für den Beginn ihrer Wurstvorliebe habe sie eine plausible Erklärung, sagt Angela grinsend. „Ich war schließlich jahrzehntelang eine leidenschaftliche Fleischereifachverkäuferin." Diese „ganzen irrsinnigen Handlungen", wie Angela sie nennt, seien ihr erst bewusst geworden, als sie vor 17 Jahren zum ersten Mal wegen psychischer Probleme zwölf Wochen lang in einer Klinik war. Mit den Psychologen dort lernte sie, Strategien zu entwickeln, um sie auszuhalten und im besten Falle umzulenken. Heute häkelt sie oder beschäftigt sich mit Mandalas, wenn sich innere Unruhe und Traurigkeit anbahnen. Dafür setzt sie sich an den kleinen Esstisch im Wohnzimmer, legt Stifte in allen Farben bündig aneinander und füllt die winzigen, leeren Flächen akribisch aus. „Ich versuche, konzentriert zu sein und nicht über die Ränder zu malen. Eigentlich wie ein Kind. Das funktioniert wie ein Skill, das lenkt mich ab", erklärt sie.

Viel mehr als die Ticks belastete sie jedoch die innere Wut, die sich so schwer kontrollieren ließ: „Manchmal hatte ich richtig Angst, dass ich Fremde auf der Straße, in der Bahn oder meine Kinder anschreie. Oder dass ich sogar jemandem wehtun könnte. Da habe ich

„Hätte ich als Mutter nicht versagt, hätte meine Älteste ein besseres Vorbild gehabt."

innerlich quasi schon den Baseballschläger in den Händen gehalten." Diese innere Wut überfällt Angela heute nicht mehr so stark. Es wurde immer seltener, seit sie herausfand, welche Wurzel diese Zornschübe haben. Die sitzt tief in der Vergangenheit. Als sie vier Jahre alt war, begann ihr Vater damit, sie nachts aus dem elf Quadratmeter kleinen Kinderzimmer, das sie sich mit ihren drei Geschwistern teilte, zu sich ins Wohnzimmer zu holen, um sie zu missbrauchen. „Meine Mutter hat alles mitbekommen. Und geschwiegen." Das Vergehen des Vaters und das Schweigen der Mutter, das seien beides Verbrechen an ihr gewesen, sagt sie und blinzelt hektisch. Ihre Wangen bleiben trocken. Selbstbeherrschung, das sei ihre tägliche Übung, schiebt sie mit einem geübten Lächeln, das ihre Augen nicht erreicht, hinterher. Vergeben kann Angela das Verhalten ihrer Eltern nicht. Auch deshalb nicht, weil sie es noch gar nicht so lange wisse, ist ihre Vermutung. Sie hatte es jahrelang verdrängt. Auch die Flashbacks[1], die sie immer wieder heimsuchen, führten sie viele Jahre nicht auf den richtigen Erinnerungspfad. Noch heute sieht sie grüne Kacheln, wenn sie den Geruch von Pommes zum Mitnehmen, eingewickelt in Backpapier, in die Nase bekommt. Erst als sie eine Ehe mit einem trinkenden und prügelnden Mann hinter sich gebracht hatte, ein zweites Mal verheiratet und wieder geschieden war und selbst drei Kinder großzog, ahnte Angela, dass etwas mit ihr nicht stimmte. Sie wendete sich 1993 an einen Verein für Menschen, die Gewalt und Missbrauch erfahren haben. Dort wurde ihr klar, dass gar nicht sie selbst es war, mit der etwas nicht stimmte. Sondern mit ihren Eltern. Sie begann eine Therapie und füllte nach und nach die weißen Flecken in ihrer Kindheit mit Erinnerungen. Angela lacht und erklärt in breitem Hamburger Dialekt: „Dabei empfand ich 'ne Therapie eigentlich als neumodischen Schnickschnack!" Dann fügt sie mit Nachdruck hinzu: „Das war aber gut für mich. Und schmerzhaft."

Für ihre erwachsenen Kinder, zwei Mädchen und einen Jungen, sei das alles, ihre Therapien und das mittlerweile gut eingestellte Antidepressivum[2], viel zu spät gekommen, so Angela. „Die hatten keine schöne Kindheit", ist ihr selbst gefälltes Urteil. Zu oft sei ihr die Hand ausgerutscht, habe sie ihre Kinder angebrüllt.

Und ihnen zu selten gesagt, wie sehr sie sie liebe. Angelas Sohn und eine ihrer Töchter leiden unter Psychosen. Angela gibt sich die Schuld dafür. Auch teilweise dafür, dass ihr ältester Enkel in einer Pflegefamilie lebt. „Hätte ich als Mutter nicht versagt, hätte meine Älteste ein besseres Vorbild gehabt", sagt sie seufzend. Die Jüngste ist 23 Jahre alt und lebt, nach mehreren Aufenthalten bei einer Pflegefamilie, seit anderthalb Jahren wieder bei ihr. Diese leidet selbst an einer psychischen Erkrankung, mit der sie erst noch einen Umgang finden muss, damit sie die Ausbildung zur Maßschneiderin beenden kann. „Vielleicht kann ich ihr helfen, die Kurve zu kriegen ...", sagt Angela. Es klingt wie eine Frage. Angela schaut zu Sophia. Die lächelt und nickt. Angela erwidert das Lächeln und atmet hörbar aus. Sie wolle eben keine Fehler mehr machen, erklärt sie. So wie früher. Sie fürchte sich davor, nicht gut genug zu sein. Sie beschreibt ihre Gefühle als „unheimlich wackelig". „Ich habe ständig Angst, dass die Menschen mir es ansehen können, dass ich früher meine Kinder gehauen habe", schildert Angela. Nur ihre Kinder wissen, zwangsläufig, davon und ihre zwei besten Freundinnen. Eine kennt sie seit 30, die andere seit 40 Jahren. Die beiden nennt Angela, neben ihren Betreuern von der Pestalozzi-Stiftung Hamburg, ihre Vertrauten, ihre Geheimnisträger.
Heute ist sie vierfache Oma. Alle zwei Wochen

Ein Bilderbuchleben wie die Prinzessinnen aus dem Märchen, das war einst Angelas Wunsch.

„Stattdessen sitze ich in dieser Wohnung, kämpfe mit meinem Übergewicht, meinen kreisenden Gedanken und den Dämonen aus der Vergangenheit", so Angela.

[1] Flashbacks sind ein psychisches Phänomen, das durch einen Schlüsselreiz hervorgerufen wird, wobei der Mensch ein plötzliches Wiedererleben eines vergangenen Erlebnisses oder früherer Gefühlszustände hat.

[2] Antidepressiva sind Medikamente, die vornehmlich in der Behandlung von Depressionen verwendet werden. Sie können darüber hinaus bei einer Vielzahl von anderen psychischen Störungen sinnvoll eingesetzt werden.

„Dieser ewige Kampf gegen mich selbst ist anstrengend", sagt Angela. „Aber da es gleichzeitig ja der Kampf für mich selbst ist, muss ich da durch."

kommt ihre vierjährige Enkelin Mieke für zwei Nächte zu Angela, damit ihre Tochter Zeit für sich bekommt. „Sie soll nicht immer nur funktionieren müssen, so als Alleinerziehende hat sie es eh schon schwer", findet Angela. „Sie soll verschnaufen können, damit sie sich in der verbleibenden Zeit gut um ihr Kind kümmern kann." Ihre Tochter ist ebenfalls seit einigen Jahren in psychologischer Behandlung. Den Mut ihrer Tochter, sich deutlich früher Hilfe zu holen, als sie selbst es geschafft hatte, bewundere sie, so Angela. Einerseits habe sie deshalb Grund zur Hoffnung, dass der kleinen Mieke so belastende seelische Sorgen vielleicht erspart blieben. Andererseits befürchte sie, dass ihre psychischen Probleme von Generation zu Generation weitergereicht werden könnten. Ist Mieke bei ihrer Oma, kocht diese ihre Leibgerichte und geht mit ihr in den Zoo. Sie hält den Trotz der Kleinen fast immer aus, ohne sie anzubrüllen oder wegzuschicken. Für Mieke hat Angela ihren eigenen Schlafplatz ins Wohnzimmer verlegt. In ihrem früheren Schlafzimmer steht nun ein rosafarbenes Kinderbettchen, Dornröschen und Schneewittchen zieren die Wände, die Eiskönigin Elsa die Bezüge. Unter dem Bett lugen Barbies und andere Puppen hervor. Angela muss lachen, als sie das Zimmer präsentiert. Und sagt augenzwinkernd, so eines sei als Kind ihr Traum gewesen. Jetzt, als alte Schachtel, flachst sie, könne sie sich aber nicht mehr vorstellen, darin zu schlafen. Dann wird Angela ernst. „Spaß beiseite. Ich will auf diese Weise einfach meine Tochter unterstützen. Besser spät als nie."

Ein Bilderbuchleben wie die Prinzessinnen aus dem Märchen, das war einst Angelas Wunsch. Den Traumprinzen heiraten, gesunde Kinder bekommen, ein schönes Haus mit

Garten. „Stattdessen sitze ich in dieser Wohnung, kämpfe mit meinem Übergewicht, meinen kreisenden Gedanken und den Dämonen aus der Vergangenheit", so Angela. Aber wenigstens sei einer der bösen Drachen niedergestreckt worden. Ihr Vater starb vor einigen Jahren. Trauer verspüre sie nicht, so Angela, eher Erleichterung. Zu ihren beiden Brüdern hält sie locker Kontakt. Zu ihrer Mutter und ihrer Schwester hat sie keinen Kontakt mehr. Beide Frauen seien eben Verdränger, sagt sie. Und mit Menschen, die so täten, als hätte es den Missbrauch nie gegeben, und sie sogar als Lügnerin darstellen würden, wolle sie nichts zu tun haben. „Diese Vogel-Strauß-Politik, wie ich sie selbst lange betrieben habe, will ich in meinem Leben nicht mehr."

„Dieser ewige Kampf gegen mich selbst ist anstrengend", sagt Angela. „Aber da es gleichzeitig ja der Kampf für mich selbst ist, muss ich da durch." Sie geht erneut zu ihrer Pinnwand. Dann nickt sie. Erst zaghaft, dann wippt ihr Zopf auf und ab. Sie dreht sich um und tippt mit dem kleinen Finger auf eine Postkarte. Sie zeigt eine Katze, die mit einer Pfote ungelenk an einer Türklinke hängt, um sie zu öffnen. Darauf steht: „Nicht aufgeben! Man muss das Unmögliche versuchen, um das Mögliche zu erreichen." Sie sei wie diese Katze, so Angela. Und irgendwann werde sich diese Tür zu einem besseren Leben öffnen. „Und wenn schon nicht für mich, ich bin ja ziemlich verkorkst, dann öffne ich sie eben für meine Kinder und meine Enkel", sagt sie und blickt auf die Uhr über der Wohnzimmertür. „Die haben noch mehr Zeit."

Posttraumatische Belastungsstörung
Seite 121

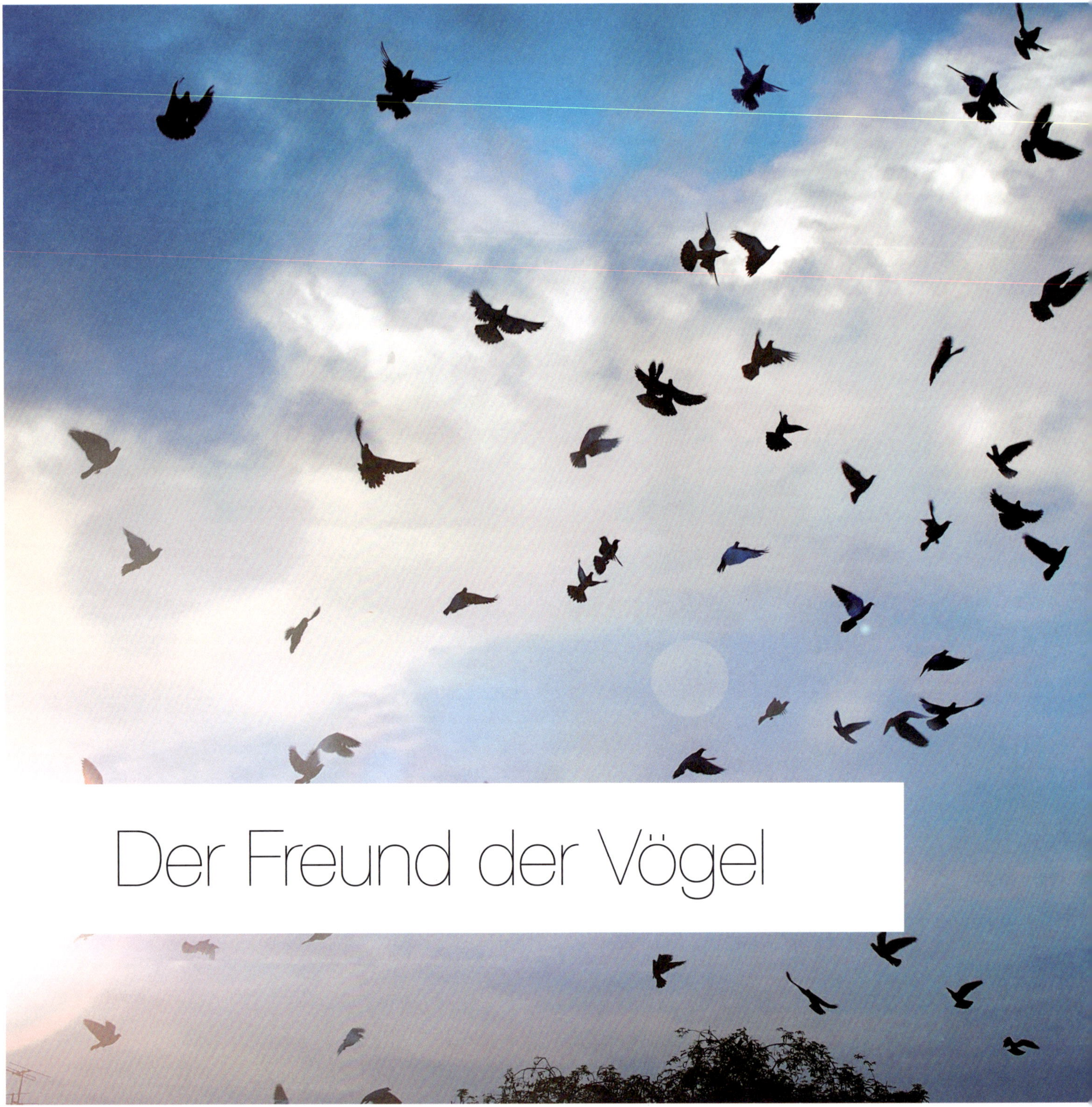

Der Freund der Vögel

12 Kilo Körner am Tag, 365 Tage im Jahr – und jedes geschleuderte Gramm könnte Cem ins Gefängnis bringen.

Sie sehen keinen Tierfreund, sie sehen einen Kriminellen

Es ist kurz nach Sonnenaufgang. Und somit fast zu spät für den ersten seiner Streifzüge. Cem schaut immer wieder nervös über die Schulter, er will keine Zeugen haben bei seinem Vorhaben. Der 50-Jährige zieht nicht los, um Beute zu machen: Er will geben, nicht nehmen. Dabei werden Cem und sein Hund Charly längst beobachtet. An die 60 Augenpaare haben ihn im Visier, als er sich seine Beanie in die Stirn zieht und losmarschiert. Sein erstes Ziel ist ein kleiner Platz, umgeben von Bäckereien, Cafés und Restaurants. Hier beginnt Cem mit seiner Mission: Er schiebt die rechte Hand in den Rucksack auf seinem Rücken und schleudert eine Handvoll Körner über das Kopfsteinpflaster. Unauffällig und routiniert. Noch bevor die Staubwolke auf seine Schultern und Schuhe niederrieseln kann, verstreut sie ein kräftiger Windzug: Cems Schützlinge kommen an das Buffet geflattert.

Die Stadttauben sind seit Jahren auf ihn konditioniert. Pünktlich zur Morgendämmerung versammeln sich Dutzende von ihnen auf Fenstersimsen und Dächern und warten auf ihren Wohltäter. Die Anwohner, Cafébesitzer und Kioskverkäufer sehen in Cem aber keinen Tierfreund, wenn er seine Futterrunden dreht. Sie sehen einen drahtigen Typen, ganz in Schwarz gekleidet, mit Dreitagebart und gehetztem Blick. Sie sehen einen Kriminellen, der ihnen mit den Tauben – und deren Kot – die Kundschaft vergrault. Cem besucht die Vögel dreimal täglich, 365 Tage im Jahr. Dabei kann ihn jedes Körnchen bis zu 5.000 Euro Bußgeld kosten: Taubenfüttern ist in Hamburg kein Kavaliersdelikt, es wird strafrechtlich verfolgt. Mehrmals haben sie ihn schon angezeigt, mehrmals kam die Polizei, während er seine Schützlinge versorgte. „Ich weiß ja, dass ich es nicht darf", erklärt er mit leiser,

„Ich will ja auch nichts Verbotenes tun. Aber meine Babys brauchen mich!"

sonorer Stimme, während die Tauben um ihn herumhüpfen, gurren und flattern, um seine Aufmerksamkeit zu erregen. „Und ich will ja auch nichts Verbotenes tun. Aber meine Babys brauchen mich!", sagt Cem und drückt seine Hände wie im Gebet vor der Brust aneinander. „Wie kann es verboten sein, etwas Gutes zu tun?"

Mittlerweile drohe ihm sogar Gefängnis, gibt er zu. Und davor habe er eine riesige Angst. Nicht weil er dann eingesperrt werde, sondern weil er die Tauben dann nicht mehr füttern könne. „Sie verhungern dann!", ruft er. „Was werden meine Babys denken, wenn ich im Knast lande und nicht mehr komme?" Im nächsten Augenblick lächelt er liebevoll: Eine humpelnde Taube mit verkrüppelten Krallen hat ein paar Körner ergattert. Er sagt zufrieden: „Um die habe ich mir schon Sorgen gemacht." Charly springt an der Leine auf und ab, er will weiter. „Jaja, und dich will ich genauso wenig allein lassen", murmelt Cem und lässt sich mitziehen.

Die Sache mit dem Hund war eigentlich anders gedacht. Als Cem vor einigen Monaten seiner Betreuerin Anne von der Pestalozzi-Stiftung Hamburg von dem Straßenhund aus Rumänien berichtete, hegte sie die Hoffnung, der Hund würde seine Vogelbesuche eindämmen. Vor vier Jahren beschränkte sich Cems freiwilliger Kontakt auf die Tauben.

Menschen ging er aus dem Weg. Seit Anne ihn einmal die Woche trifft, um zu reden und ihn zu unterstützen, ist der 50-Jährige motivierter, unter Leute zu gehen. Mittlerweile übt Cem ein Ehrenamt aus: Jedes Wochenende besucht er eine alte Dame im Altersheim und verbringt einige Stunden mit ihr. Diesen Termin vergisst er nicht, weil Anne ihm, für eine bessere Selbstorganisation, einen kleinen Kalender kaufte. In diesem dokumentiert Cem nun akribisch sein Leben. Dabei trägt er eine Brille, die er, nach einem jahrelang aufgeschobenen Augenarzttermin und verschwommener Sicht, mit Annes Hilfe aussuchte.

Der wichtigste Schritt war für Cem, dass seine Betreuerin für ihn eine neue Psychiaterin fand. Mit der vorherigen sei er nicht klargekommen, erklärt Anne. Genau wie mit den Medikamenten, die er damals einnahm. Cem habe dies aber, um dem Psychiater nicht vor den Kopf zu stoßen, nicht angesprochen, so Anne. Der Arztwechsel sei für ihn besonders wichtig gewesen, denn er traue sich nicht gern, klare Ansagen zu machen.
Außer für Charly. Für den kämpfte er. Nun sei der Hund für Cem Fluch und Segen zugleich, fasst Anne das Dilemma ihres Klienten zusammen. Cem habe ständig Angst, dass Charly die Menschen verschrecke oder sie sich sogar belästigt fühlten. „Zu Unrecht", sagt seine Betreuerin. Die anderen Klienten freuen sich, wenn sie Charly treffen. Er ist ein Türöffner. Über ein Streicheln entsteht Kontakt, auch wenn manch einem die Worte fehlen.
Dieser Teil von Annes Plan ging auf. Der andere, nämlich die Tauben aus Cems Fokus zu rücken, nicht. Zu Cems Freude entpuppte sich auch Charly als Taubenfreund. Weder bellt er sie an, noch verjagt er sie. Stattdessen zieht er nun gemeinsam mit seinem Herrchen los. In der Wohnung ist es, seit der Hund dort wohnt, leerer. Die Tauben bleiben, zumindest meistens, vor der Tür. Zuvor hatte Cem immer wieder Vögel bei sich aufgenommen. Verletzte, verfrorene, verhungernde. Er polsterte ihnen Kartons mit Handtüchern aus, damit sie sich ausschlafen konnten, und päppelte sie mit Futter auf. Zeitweise lebten bis zu zwölf Tauben in seiner Zweizimmerwohnung. Nachbarn beschwerten sich immer wieder. Cem drohte aus der Wohnung zu fliegen. Zurzeit ist es ruhig an der Nachbarschaftsfront. „Ein Hund gefällt denen halt besser als die Tauben", erklärt Cem und zuckt mit den Schultern.
Nur eine machte sich die Mühe, Cem ein bisschen näher kennenzulernen. Eine Nachbarin vertraute ihm ihre Katze an, während sie verreist war. Für den Gefallen war sie ihm dankbar. Was sie bis heute nicht ahnt: Auch sie tat ihm einen Gefallen, indem sie ihr Haustier bei ihm einquartierte. Zu dieser Zeit ging es Cem schlecht.
Und eines Tages stand er im Fensterrahmen seiner Wohnung, mit dem festen Willen zu springen. Doch nicht Cem sprang. Die Katze tat es. Sie hopste neben ihn auf die Fensterbank und schmiegte sich schnurrend an seine Wade. Da überlegte Cem es sich anders. Um ihretwillen, betont er: „Was wäre sonst aus der Kleinen geworden? Sie hätte Hunger leiden müssen, bis ihr Frauchen wiedergekommen wäre. Das hätte ich nicht ertragen können."

Cems Lachfalten machen Zornesfalten Platz. Er stößt zwischen gebleckten Zähnen hervor: „Wissen Sie, ich könnte leben wie ein König!"

Auch Charly und die Tauben verlängern immer wieder Cems Leben. Für sie steht er auf, für sie geht er aus dem Haus.

Dass Charly nur noch etwa acht bis zehn Jahre zu leben habe, sei ihm bewusst, betont er. Ein Hundeleben sei eben kurz. Trotzdem hätte Cem es am liebsten, wenn sein Charly direkt neben seinem eigenen Grab beerdigt werden könnte. Doch daraus werde wohl nichts, so Cem. Er selbst müsse wohl noch länger durchhalten. Da seien ja noch seine Babys und deren zukünftige Nachkommen, die ihn brauchten.

Würde die Gesellschaft Cem auch verrückt finden, wenn er sich so für Eichhörnchen oder Igel einsetzen würde? Der Grund für die Ablehnung der Menschen liege schlicht an der Spezies, erklärt Cem: „Viele ekeln sich vor Tauben, ziehen die Köpfe ein, wenn sie vorbeiflattern, und bezeichnen sie als Ratten der Lüfte." Dabei seien auch sie fühlende Wesen, nur eben mit einem schlechten Ruf.

Cem kam durch einen Zufall auf die Taube, wenige Monate nachdem er psychisch erkrankte. Nach einem dreimonatigen Klinikaufenthalt in der geschlossenen Psychiatrie ging er in einen Supermarkt. Davor saß eine Obdachlose mit ihrem Hund. Er wollte beiden spontan etwas Gutes tun und schenkte ihr Hundefutter. Die Frau bedankte sich und zeigte auf die Tauben auf dem Parkplatz: „Sieh mal, die haben auch immer Hunger ..." Nicht ahnend, dass dieser kurze Satz Cems Leben verändern würde. Der Anblick dieser Handvoll Tauben, zerrupft, abgemagert oder lethargisch, habe ihn so tief im Inneren berührt, erinnert sich Cem, wie es schon lange Zeit nichts und niemand geschafft habe. Noch am selben Tag adoptiert er die Tauben in seinem Viertel. Für diese neue Familie bricht er mit seiner eigenen, die für diese Aufgabe kein Verständnis aufbringt. Das seien halt keine modernen, sondern traditionelle und engstirnige Menschen, erklärt er, in deren Kultur weder psychische Krankheiten noch Tierliebe existieren.

Cems Lachfalten machen Zornesfalten Platz. Er stößt zwischen gebleckten Zähnen hervor: „Wissen Sie, ich könnte leben wie ein König! Meine Familie ist reich. Ich habe selbst eine gute Ausbildung, habe studiert, in meiner Heimat Wien als Jurist gearbeitet und gutes Geld verdient.“ Dann schaut er zu den Tauben. Seine Miene wird wieder weich, und er sagt kaum hörbar: „Aber das ist heute nicht mehr wichtig. Das hat keinen Platz mehr in meinem Leben.“ Cem hat Eltern, einen Sohn, eine Ex-Frau, Onkel, Tanten, Neffen. Der Kontakt reduzierte sich bereits auf ein Minimum, als er psychisch krank wurde.

Warum und wie seine Krankheit begann, verrät er nicht. Die Gründe seien zu krass, zu traurig, zu unglaublich. Damit wolle er niemanden erschrecken. Er schildert nur wenige Momentaufnahmen aus seinem früheren Leben. Er spricht über seinen besten Freund, der so lieb, schön und einzigartig wie ein Engel gewesen sei und der an dem Tag starb, als er Cem einen Überraschungsbesuch abstatten wollte. Er beschreibt seinen Neffen, um den er sich sorge, weil er, wie er selbst, so ein weiches Herz habe. Und er erzählt von seinem Sohn, den er vor einigen Monaten in der Türkei besuchte, um sich zu vergewissern, dass er nach Abschluss seines Architekturstudiums weiterhin ohne seinen Vater klarkommt. Dabei schwingt Stolz in seiner Stimme mit.

„Ich habe meinen Glauben verloren."

Cem zog sich nicht nur von seiner Familie zurück, er trennte sich auch von etwas, was untrennbar mit ihr verbunden ist: dem Glauben. Seine Verwandten seien praktizierende Muslime, erklärt er. Und damit komme er nicht mehr klar. „Ich habe meinen Glauben verloren“, sagt er. „Wo es keinen Platz für Menschen wie mich gibt, gibt es keinen Gott.“ In seiner Religionsgemeinschaft habe es keine wahre, reine Liebe gegeben. Hunde, Katzen, Hühner: Während seiner Kindheit in der Türkei seien alle Tiere für das Gebet aus dem Haus getreten worden, anstatt sie ins Gebet einzuschließen. „Tut man so etwas? Will Allah das so?“, fragt Cem. Charly stellt die Ohren auf, legt den Kopf schief und lauscht seinem Herrchen aufmerksam.

Cem schüttelt den Kopf, seine Stimme wird lauter, die Adern an seinem Hals treten hervor. Plötzlich spricht er voller Wut über die Türkei und schimpft über Staatsoberhaupt Erdogan. Ein verlogener Kapitalist sei der, einer, der Journalisten einsperre und Europa verarsche

Einige alleinstehende Frauen scheinen Cems unstillbares Bedürfnis, die Vögel zu bemuttern, eher als heilbaren Tick zu betrachten.

und infiltriere, sagt er. Der zuvor schüchterne, vorsichtige Cem zeigt sich für einen kurzen Moment als kritischer Beobachter der arabischen Welt und als leidenschaftlicher Unterstützer der Demokratie. Als sich die Leute auf der Straße nach ihm umdrehen und interessiert zuhören, verstummt Cem abrupt. Statt mit ihnen ein Gespräch zu beginnen, zieht er die Schultern hoch und die Mütze ins Gesicht und biegt hastig mit Charly auf eine menschenleere Wiese ab.

Weder für seine Meinung noch für das Versorgen seiner Babys wolle er sich rechtfertigen, stellt Cem klar. Und er wolle erst recht keinen Kontakt zu Menschen. Vor allem nicht zu fremden. „Männer spüren", sagt der 50-Jährige, „dass ich mit ihnen, den Machos, nichts zu tun haben will."

Und die Frauen? „Ich habe generell kein Interesse an Freundschaften oder Beziehungen", wiegelt er schnell ab. Er werde aber seit einiger Zeit häufiger von Passantinnen angesprochen, was er sich nicht erklären könne. Dabei geht der Grund für das Interesse brav bei Fuß. Die Frauen sehen einen Mann, der mit seinem Hund, der wie ein kleiner Fuchs aussieht, spazieren geht, ihm über den Kopf streicht und mit freundlicher Stimme lobt. Einen sympathischen Mann mit ebenmäßigen weißen Zähnen, Lachfältchen um die Augen, mit V-Shirt, abgewetzter Lederjacke, Röhrenjeans, Chelsea-Boots und Eastpak-Rucksack, der wie ein einsamer Wolf durch das Viertel zieht.

Prompt folgt der Beweis. Cem zuckt zusammen, als er die Frau hinter sich entdeckt, die mit einem kleinen Mischling Gassi geht. Sie trägt lilafarbene Hosen, eine bunt bestickte Weste und große Creolen, die zwischen ungekämmten Locken baumeln. Sie lächelt. Cem schaut auf den Boden und wechselt schnellen

Schrittes die Straßenseite. Die Frau tut es ihm gleich. Sie lächelt wieder, als sich Cem unruhig zu ihr umsieht. Dann dreht er ihr konsequent den Rücken zu, während die Frau ihn zu umrunden versucht, um Augenkontakt herzustellen. Als das nicht gelingt, gibt sie auf und zieht ihren Hund über den Gehweg in die entgegengesetzte Richtung.

„Das meine ich“, sagt er. Seine Stimme hat einen verzweifelten Unterton. „Und dann hätte sie im schlimmsten Falle noch gefragt, ob sie mich auf einen Kaffee einladen dürfe. Und dann hätte sie ins Kino gewollt. Und ins Restaurant.“

Das sei das Problem, so Cem, er habe für solche Situationen keine Kraft und wolle niemanden mit einem Nein verletzen. Nicht einmal sein Taubenfüttern schrecke die ab, wundert er sich. Einige alleinstehende Frauen scheinen Cems unstillbares Bedürfnis, die Vögel zu bemuttern, eher als heilbaren Tick zu betrachten. Ein weiteres Problem sei, so Cem, dass er Kaffee und Kino für die Damen nicht bezahlen könne. Er bringt den größten Teil seiner Erwerbsminderungsrente dafür auf, die Tauben satt zu kriegen.

Mit zwölf Kilo Vogelfutter am Tag bleibt im Rucksack kaum Platz für Lebensmittel. Auf seinem eigenen Speiseplan stehen Brot ohne Belag und Nudeln oder Reis mit Ketchup. Die einseitige Ernährung bescherte ihm vor einigen Monaten Mangelerscheinungen wie bleierne Müdigkeit und Magenprobleme. Seitdem isst er einmal in der Woche Fischstäbchen dazu, um genügend Kraft für die Tauben und für Charly zu haben.

Auf die Frage, was denn geschehen würde, wenn eine Frau ihn ihrerseits einladen würde, winkt Cem vehement ab. Das, betont er, käme für ihn niemals infrage. Warum das so ist, klärt er erst auf, nachdem die Tauben versorgt und der Rucksack zu einem Drittel leer ist – der Rest muss noch für zwei weitere Fütterungen an diesem Tag reichen. Cem verschwindet auf dem Heimweg wortlos in einem Café und stellt sich in die Schlange am Tresen. Charly, der draußen bleiben muss, bellt laut und fordernd. Cem hält das Kläffen tapfer aus und kommt mit zwei dampfenden Kaffeebechern wieder heraus. „Nur so gehört sich das“, erklärt er lächelnd, „ich bin schließlich Türke.“

Psychose Seite 122

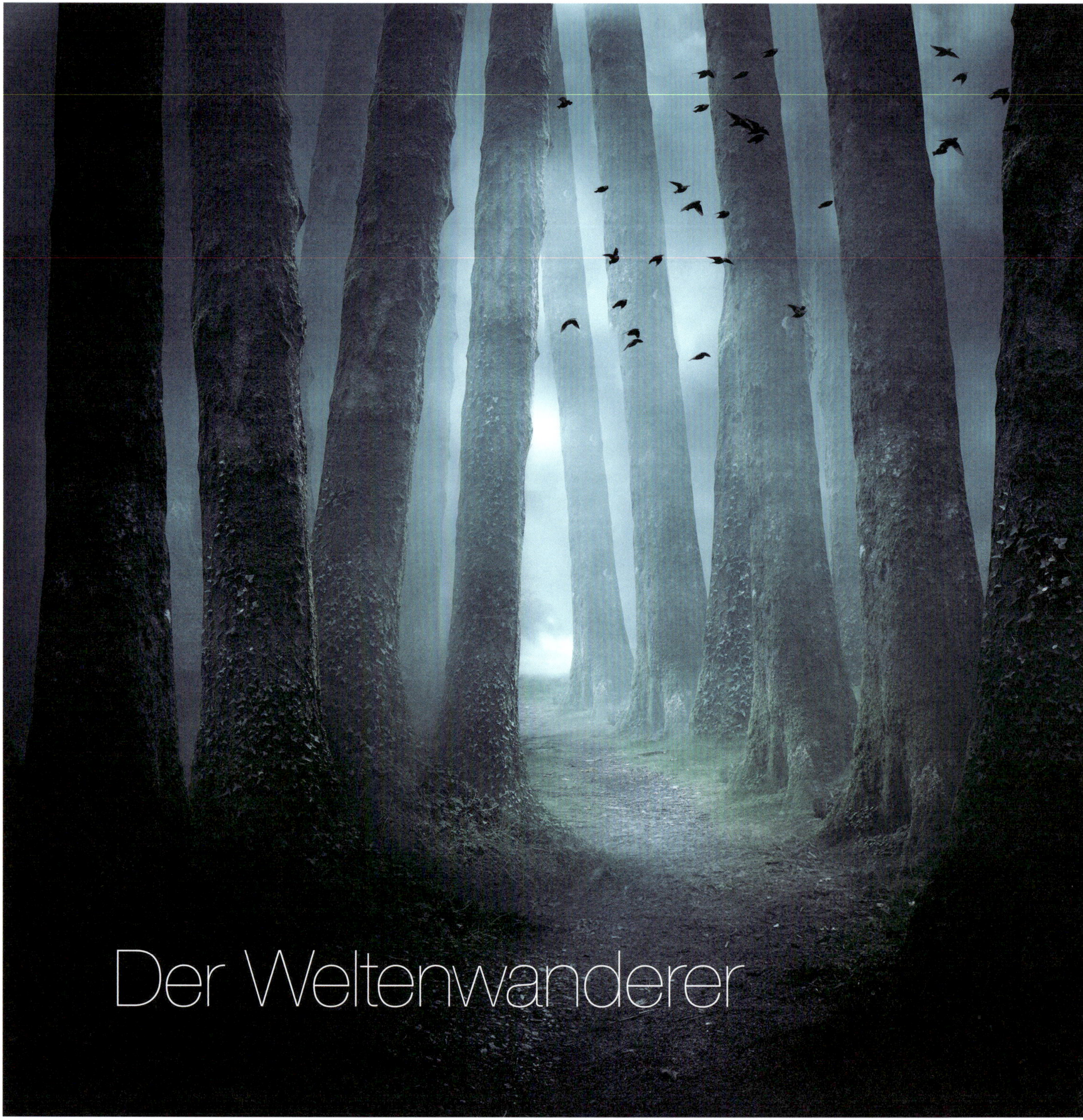
Der Weltenwanderer

Er war Düsenjetpilot, Ritter und Agent: Stephan hat schon viele Herausforderungen gemeistert. Doch eines Tages katapultiert ihn seine Fantasie in ein reales Abenteuer. Er überlebt drei Wochen lang im Wald – ohne Proviant, frisches Wasser und schützendes Zelt.

Ein Becher mit kalt gewordenem Kaffee baumelt vergessen an Stephans Zeigefinger. Er sitzt bewegungslos auf einem weißen Sofa, schaut den flirrenden Staubkörnern in den Sonnenstrahlen nach und schweigt. Bei der Frage „Wo bist du?" zuckt der 37-Jährige zusammen. Er blinzelt drei-, viermal, atmet tief ein und aus. Sein Weg zurück ins Hier und Jetzt, in die Begegnungsstätte der Pestalozzi-Stiftung Hamburg, dauert einen Augenblick. Dann ist Stephan wieder ganz da: „Entschuldigung, ich habe eine Stippvisite in meiner Lieblingswelt gemacht, bei Rittern und Drachen." Ein Paralleluniversum voller Magie, das anderen Menschen verschlossen bleibt. Was da mit ihm passiere, sei kompliziert zu erklären – und vor allem die Erwachsenen würden es selten begreifen, sagt er.

„Kinder verstehen das instinktiv, sie machen es jeden Tag. Und als ich noch kleiner war, haben mich alle dafür gemocht ..." Stephan fokussiert eine Macke an der Wand, während er seine Erinnerungen chronologisch zu ordnen beginnt. Er reist zurück auf den Spielplatz, wo für ihn alles begann. Er beschreibt, wie er als Grundschüler stundenlang im Kletternetz hockt. Wie die Kinder aus der Nachbarschaft sich gebannt um ihn scharen, um seinen Geschichten zu lauschen. Wie er wortgewaltig die Saga der „Star Wars"-Filme weiterspinnt. Wie er für seine Freunde Weidenzweige pflückt und mit seiner Fantasie zu leuchtend grünen Lichtschwertern erweckt. Und wie seine Zuhörer pünktlich um 18 Uhr an den Abendbrottisch eilen, während er einfach sitzen bleibt: „Die Geschichten gingen ja weiter in meinem Kopf."

Stephan erzählt gelassen und leise, ihm scheint die Sonne in das glatt rasierte Gesicht und spiegelt sich auf seinen braunen, blank polierten Schuhen. Er sieht ganz erwachsen aus. Plötzlich reißt der 37-Jährige den Arm hoch, fuchtelt herum und dröhnt: „Luke, ich bin dein Vater!" Dann legt er seine Klinge aus Luft wieder vorsichtig neben sich aufs Sofa. Er schaut zufrieden und grinst. Seine Darth-Vader-Imitation sei damals legendär gewesen.

Doch seine Träumereien werden nicht

„Meine Tagträume haben mich genug geflasht."

weniger, sondern mehr. Das unterscheidet ihn plötzlich von den anderen Jugendlichen. In der Pubertät verliert er sich immer öfter, versäumt Schulstoff, weil er in der Klasse nur körperlich anwesend ist. Mit Ach und Krach macht er seinen Realschulabschluss. Er vertrödelt seine Zeit, hängt mit Junkies rum. Den ganzen Tag sitzt er mit ihnen in Hauseingängen, vergisst zu essen und zu duschen, wechselt seine Kleidung nur alle paar Tage. Kaum vorstellbar: An diesem Tag schlägt Stephan akkurat die Beine in Hosen mit Bügelfalte übereinander, trägt Pullover und Hemd, die den Duft „frisch gewaschen" im Raum verströmen.

Was seine Eltern und seine große Schwester damals als schlechten Umgang bezeichnen, war für Stephan eine logische Zweckgemeinschaft: „Die haben nichts hinterfragt. Die waren ja auch in ihren eigenen Welten unterwegs." Von den Drogen lässt er die Finger. „Meine Tagträume haben mich genug geflasht." Aus Mangel an Ideen für sein echtes Leben geht er zur Bundeswehr in Schleswig-Holstein. Er landet bei einem Offizier im Vorzimmer, stempelt Anträge, geht an ein Telefon, das nur selten klingelt. Simplen Befehlen zu folgen sei schön gewesen, erinnert er sich. In dieser Phase ist seine Parallelwelt ausgelastet mit Spionageaufträgen. „Gut angepasst an die Realität", sagt Stephan, er lacht. Immer wieder rettet er als Pilot eines US-Blackbird-Jets die Welt vor Anschlägen oder vor Bedrohungen aus dem All. Und das sei, natürlich neben den Fähigkeiten, eine Krawatte zu binden und Klamotten bündig zusammenzulegen, wirklich das einzig Sinnvolle in diesen zehn Monaten Wehrdienst gewesen.

Stephan tippelt mit den Fingern über den Sofastoff, als spiele er eine Melodie. „Tjaaa", sagt er und zieht zischelnd Luft durch die Zähne. „Und nach der Bundi-Zeit bin ich aus dem Gleichgewicht geraten und konnte Realität und Fantasie nicht mehr auseinanderhalten." Wieder zu Hause in Hamburg, verpasst er Haltestellen, wenn er Bahn fährt. In seiner gerade begonnenen Ausbildung zum Koch träumt er mit dem Messer in der Hand, schneidet sich in die Finger. Als er sich eines Tages mit kochendem Wasser den Fuß verbrüht, degradiert ihn der Chef zu seiner eigenen Sicherheit. Von da an richtet Stephan das Essen auf den Tellern an, arrangiert Buffets und faltet kunstvoll Servietten. „Immer das Gleiche, stoisch ausgeführt", beschreibt es Stephan. „Das war herrlich. Ich konnte dabei problemlos in meine

Traumwelt schlüpfen." Bis er immer öfter den Ausgang aus seinen epischen Fantasien nicht mehr findet. Hat er ihn gefunden, fällt es ihm zusehends schwerer, auch hindurchzugehen. „Ich bin irgendwann wie die Junkies geworden: immer auf der Suche nach dem nächsten Rausch." Das Träumen wird für Stephan ein Belohnungssystem, dass für immer mehr alltägliche Herausforderungen als Ausrede herhalten muss: fürs Schuhezubinden, den gemeisterten Arbeitsweg oder aufgehängte Wäsche. Hin- und hergeschleudert zwischen der Welt draußen und der Welt in seinem Kopf, rasselt er durch seine Abschlussprüfung.

Dieser Rückschlag habe irgendwas in seinem Hirn durcheinandergebracht, sagt er. Er habe nur noch weggewollt, raus aus dem einengenden System von Familie und gesellschaftlichen Erwartungen. Er haut mit 800 Euro im Portemonnaie nach Südeuropa ab. Seine Mutter und seine Schwester weiht er nicht ein. „Ich habe nicht einmal darüber nachgedacht", sagt er. „Ich wollte was von der realen Welt sehen. Ich brauchte neue Inspiration." In Barcelona findet er im Zentrum für Einwanderer Unterschlupf. Dort gibt es kostenfrei zu essen und trinken, eine Dusche und einen Schlafplatz. Dass er mit 100 Leuten in einem Raum schläft, stört ihn nicht. Wenn alle schnarchen, träumt er. Vormittags schlendert er durch die Stadt, mittags isst er in der Armenküche von Mutter Theresa Paella, nachmittags liest er im Asieninstitut der Universität über tibetischen Buddhismus und Ikonografie. Die Bilder von Fantasie und Realität schieben sich in diesen Tagen wie bei einer Sonnenfinsternis übereinander: „Ich war mir sicher, ich bin Indiologe und Entdecker und muss fremde

„Ich bin irgendwann wie die Junkies geworden: immer auf der Suche nach dem nächsten Rausch."

Er will sich gerade einen zweiten Kaffee machen,
als der Befehl durch seinen Kopf schnalzt:
„Du bist in großer Gefahr! Bring dich sofort in Sicherheit!"

Kulturen erforschen." Als das Geld ausgegeben ist, durchforstet er die öffentlichen Mülleimer und findet einen Metalldetektor, mit dem er frühmorgens den Strand nach Schätzen absucht.

Das erbeutete Kleingeld reicht nicht für die Fahrkarte bis Hamburg. Stephan strandet in Heidelberg und kippt nach dem Aussteigen aus dem Zug dehydriert und orientierungslos um. Der Arzt im Krankenhaus verschreibt ihm Beruhigungsmittel und vermittelt ihn in eine betreute Wohngemeinschaft, wo er mit einem HIV-Infizierten und einem Ex-Häftling lebt. „Sozusagen die WG der Ausgestoßenen", fasst Stephan zusammen. „Einer körperlich krank; einer frei und doch in sich selbst gefangen; und einer seelisch behindert." Er arbeitet für eine Weile in einer Behindertenwerkstatt für Kunsthandwerk, wo er Betonblöcke mit Blattgold verziert. Eigentlich will er zurück nach Hamburg, doch sein schlechtes Gewissen blockiert den Weg: Seine Schwester feierte während seiner Reise Hochzeit – Stephan hatte es vergessen. Er lenkt sich mit Arbeit ab, wiederholt sogar seine Abschlussprüfung zum Koch. Doch bevor er das Ergebnis erfährt, meldet die Stimme sich zum ersten Mal ...

Sie erwischt Stephan völlig unvorbereitet. Er will sich gerade einen zweiten Kaffee machen, als der Befehl durch seinen Kopf schnalzt: „Du bist in großer Gefahr! Bring dich sofort in Sicherheit! Sag niemandem, wo du bist!" Die Computerstimme ist eindringlich, duldet keine Widerrede. Stephan stolpert aus seiner Wohnung und flieht in den Wald. „Das war eine Kurzschlussreaktion, meine Fantasie war, laut meinem Psychiater, das Trittbrett, um mich von dem Leistungsdruck zu befreien", erklärt Stephan und zuckt mit den Schultern. „Dabei hatte ich sogar bestanden."

Stundenlang irrt er durchs Dickicht, noch ohne zu ahnen, vor wem oder was er wegläuft. Um sich zu tarnen, rollt er sich tagsüber zwischen Baumwurzeln zusammen und deckt sich mit Laub zu. In der Nacht streift er durch das Weinanbaugebiet, pflückt Weintrauben, Pflaumen, Äpfel und schöpft Wasser aus ausgehöhlten Baumstümpfen oder Pfützen. Er bleibt immer in Bewegung, huscht von Deckung zu Deckung. Die Gefahr offenbart sich, als er nach einigen Tagen auf einem Hügel steht und unter ihm ein kleines Dorf entdeckt: Eine Rockerbande auf Motorrädern knattert auf die Häuser zu, bewaffnet mit Maschinengewehren. Ihr Auftrag: Alle Menschen, die in Stephans Sichtfeld auftauchen, zu töten. Seine Augen werden zu Scheinwerfern, deren Lichtkegel die Bösen auf ihren Feuerstühlen anlocken. „Sie kamen wie die Motten zum Licht“, erinnert sich Stephan. „Das war wie ein Naturgesetz, ich konnte die Unschuldigen dort unten nur retten, indem ich den Blick abwendete und wieder in die Natur flüchtete.“

Drei Wochen lang lebt der damals 25-Jährige im Wald. Ohne Ausrüstung, ohne Plan, ohne Ausweg. Er verliert sein Zeitgefühl und zwölf Kilogramm Gewicht. Bis er, auf der Flucht vor seinen Verfolgern, auf einem Waldweg vor ein Auto läuft. Glück im Unglück, nennt er das heute. Und erklärt: „Na ja, Glück für mich, Unglück für den Typen am Steuer! Das war für den ein Schock. Ich hab laut geschrien, dass mich Banditen verfolgen, dass sie die Menschen angreifen und er sofort losfahren muss.“ Dass der Mann nicht Reißaus nimmt, ist Stephan ein Rätsel: Sein freundliches Gesicht verbirgt sich mittlerweile hinter einem zotteligen Bart voller Kletten, die Fingernägel sind abgebrochen, die Klamotten zerrissen. „Ich sah aus wie Robinson Crusoe. Und wahrscheinlich habe ich auch so gerochen“, sagt Stephan und reibt mit dem Zeigefinger seine Nasenspitze. In den Wald gestartet war er in weißen Turnschuhen und in Hose und Hemd. „Ins Ziel kam ich dann mit zu großen Gummistiefeln und einem Pullover, in dessen Ärmeln meine von Dornenbüschen zerkratzten Beine steckten.“ Wo die neuen Klamotten herkommen, weiß Stephan nicht mehr: „Geklaut von einer Wäscheleine?“

„Ich sah aus wie Robinson Crusoe. Und wahrscheinlich habe ich auch so gerochen.“

Sein Retter bringt ihn zur Polizei, die bringt ihn ins Krankenhaus. Er bekommt Medikamente und die Stimme, die ihn in den Wald beorderte, schaltet sich ab. „Die Tabletten sind

„So wie ihr Normalen ein Buch aufschlagt, so öffne ich einfach gedanklich eine Tür."

für mich der willkommene Aus-Knopf gewesen." Bis heute bilden sie für ihn einen Notfallschalter, den man rechtzeitig aktivieren kann, bevor man Fantasie und Realität nicht mehr sicher auseinanderhalten kann. „Ich dachte damals, was ich denke, wird auch wahr", sagt er, „das war damit vorbei."
Der 37-Jährige beschreibt seinen Erstkontakt mit Psychopharmaka abgeklärt. Er hat gelernt zu erzählen, was ihn bewegt oder blockiert. Das sei seinen Zuhörern zu verdanken, sagt er. Seine Betreuer Clara und Friedrich von der Pestalozzi-Stiftung Hamburg lachen genauso wenig über seine Fantasiefähigkeit wie sein Psychiater. Zweimal die Woche trifft er Clara oder Friedrich, um zu reden, zu ordnen, zu analysieren. Sie hätten ihn in den vergangenen zwei Jahren geerdet und lockerer gemacht, sagt er. Auch im Umgang mit seiner durch die Medikamente gebremsten Einbildungskraft. Stephan sieht es heute positiv, dass die Pillen seine Fantasie in Bahnen lenken. Nur die gefährlichsten Wucherungen seien durch sie abgeknipst worden, sagt er. Seine Wunschträume erreicht er noch immer, nur den Zeitpunkt kann er heute gezielter steuern. „So wie ihr Normalen ein Buch aufschlagt, so öffne ich einfach gedanklich eine Tür." Das sei praktisch

bei seiner Arbeit auf dem zweiten Arbeitsmarkt als Museumswärter: „Sind wenige Leute da, wandere ich durch die Ausstellung und fülle die leeren Räume mit meiner Fantasie."
Stephan trinkt einen Schluck Wasser, reibt sich die Knie, lehnt sich erst an, um dann wieder auf die Sofakante zu rutschen. Sein ganzer Körper scheint sich zu fragen: Sag ich's, oder sag ich's nicht? „Ich schreibe ein Buch!" Der Satz ist raus, bevor er es sich anders überlegt. „Es heißt ‚Der Gesang der Drachen' und handelt von einer Drachenmutter, der das Gelege von einer Elfe gestohlen wird." Wie weit sein Fantasywerk gediehen ist, verrät Stephan nicht. Dass es stockt, schon. „Vielleicht habe ich auch ein bisschen Angst, es zu entzaubern, indem ich es fertigschreibe", sagt er und betrachtet die Vögel vor dem Fenster.
Seine heutige Schaffenskrise dürfte seine Grundschullehrer nicht überraschen. Schon damals hatte Stephan ständig ein Schulheft und einen Stift zur Hand. Egal, ob im Matheunterricht oder beim Sport. Aber als seine fantasievollen Texte immer länger und seine Konzentrationsspannen immer kürzer wurden, schränkten seine Lehrer ihn konsequent ein: Mehr als fünf Seiten durfte er nicht mehr abgeben. Doch Stephan ließ sich nicht beirren, er verlagerte das Schreiben in sein Kinderzimmer. „Da hatte ich auch noch keine Schreibblockade", flachst er. Mit 13 Jahren schrieb Stephan sein erstes Werk: „Rotfell, Spitzohr und Pfötchen", eine Geschichte über drei kleine Füchse, die viele Wagnisse im Wald überstehen mussten. Er lacht bei dieser Erinnerung: „Tja, deren Abenteuer war ja auch ein Traum, meiner eher ein Albtraum. Und sie hatten keine klebrigen, ekligen Kletten im Fell wie ich 20 Jahre später im Bart."

Paranoide Schizophrenie
Seite 123

„Ich habe zwei Psycho-
Päckchen zu tragen,

da brauche ich
nicht noch eines"

1,95 Meter groß, breite Schultern, grimmiger Blick: Für seine beste Freundin ist Adam ein liebevoller Teddy, den man einfach umarmen möchte. Für Fremde erscheint er eher wie ein Brummbär, mit dem man sich besser nicht anlegt.

Adam lässt sich aufs Sofa fallen, lehnt sich zurück, schnippt mit den Fingern sein Cap nach oben und eröffnet das Gespräch. „Moin, schön, dich kennenzulernen"; „Ja, ich hab genug Zeit"; „Bin gut hergekommen, hab's ja nicht weit": Er hakt den Smalltalk in zwei Minuten ab und kommt direkt zur Sache. Zurzeit beschäftigt ihn das Thema Schwerbehindertenausweis. Er hat selbst einen und fragt sich, warum einige damit gratis Bahn fahren können, zum Teil durch ganz Deutschland, und einige nicht, nur weil ihr Ausweis eine andere Farbe oder Kennziffer hat. Dabei gehe es ihm nicht um sich, stellt Adam klar. Er hat eine Profi-Card, gestellt von der Behindertenwerkstatt, in der er 40 Stunden in der Woche arbeitet. Aber er fragt sich: „Dürfen sich etwa manche Behinderte unser Land nicht ansehen? Die haben doch keine Kohle. Das ist ungerecht. Quasi Diskriminierung unter eh schon Diskriminierten." Dabei unterstreichen seine Hände und Finger jedes Wort. Sie beschreiben temporeich Bögen und Linien – Adam spricht schnell, weil er viel zu sagen hat. Und das, obwohl der 23-Jährige bereits einen achtstündigen Arbeitstag in den Knochen hat, in dem er Kabel repariert, aufgerollt und geschleppt hat. Diskriminierung und Gerechtigkeitssinn, diese Wörter fallen immer wieder. Dazu recherchiert er, speichert Hintergrundwissen ab, macht sich viele Gedanken. Im Internet stößt er während seiner Suche auf die zwei Potsdamer von Normalo-TV. Ein YouTube-Duo, das sich dem Thema Inklusion mit Humor annimmt. Die Macher des Netzkanals sind ebenfalls gehandicapt. Ihr Slogan lautet: „Mit Behinderung ist zu rechnen!" – „Der ist gut, oder?" Adam lacht. Er ist mit den Filmemachern in Kontakt getreten und bereit, für das Format ein Interview vor der Kamera zu geben.

Eine Aufnahme, die sich dann Tausende Menschen im Netz ansehen können. Auf die Frage, ob er dabei nervös sein werde, sagt Adam: „Wer was verändern will, muss sich der Welt zeigen und für seine Ideen kämpfen." Dabei schlägt er sich so mit der Faust in die hohle Hand, dass es durch den kleinen Raum hallt.

Er hält inne, entschuldigt sich. Manchmal sei er viel zu impulsiv, aufbrausend, sagt er, das sei eine seiner Baustellen. Schon als Kind habe er alles so richtig rausgelassen, laut und aggressiv. „Noch heute geht dabei mal was kaputt", sagt Adam und zieht die Augenbrauen hoch und die Nase kraus. So wie sein eigener Laptop, dessen Display er vor einigen Monaten kaputt schlug. Warum, wusste er bereits wenige Minuten nach dem Ausbruch nicht mehr. Das sei das Problem. Immer wieder koche er über, wie ein Topf auf dem zu heißen Herd. Seine innere Hitze rechtzeitig runterzuregeln ist ihm meist unmöglich: „Dann gibt's halt mal 'nen spontanen Kollateralschaden." Was ihn mehr stört, viel mehr als beschädigte Dinge, ist seine Mimik. Sein Gesichtsausdruck in Konflikten mit Menschen, die er mag. Adam erklärt, dass er oft total bescheuert grinsen müsse, wenn er eigentlich nur ein bisschen sticheln wolle. Er kann damit nicht aufhören, auch wenn jemand Stopp sagt. Und das mache die Leute sauer. „Dann finden die mich scheiße. Zu Recht!", findet er. „Ich kann es aber nicht abschalten.

Immer wieder koche er über, wie ein Topf auf dem zu heißen Herd.

Noch nicht." Daran arbeitet er. Mit Greta und Frieda, seinen Betreuerinnen von der Pestalozzi-Stiftung Hamburg. Er sieht sie abwechselnd, einmal die Woche. Adam hat mit ihnen gelernt, dass er sich den Menschen in seiner Umgebung zu jeder Zeit, in jeder Situation mit Worten erklären kann. Aber jemandem klarzumachen, dass er nicht lache, um sein Gegenüber zu reizen, sondern weil das Grinsen ihn einfach überkommt? Das klinge für normale Menschen echt seltsam und sei schwer zu erklären. Um Adam das zu erleichtern, spielen Greta und Frieda Stresssituationen schon mal mit ihm in einem Rollenspiel durch. Das hilft ihm, die Perspektive zu wechseln. „Ich mag den lockeren Umgang mit den Mädels, die beiden drängen mich nicht, sind aber immer für mich da, inklusive Papierkrambewältigung."

In der Werkstatt akzeptieren die Kollegen seine Art, Reibereien gibt es trotzdem. „Ich will auch gar nicht, dass die alles schlucken", sagt Adam. „Sonst merke ich ja nicht, dass ich übers Ziel hinausschieße, sogar jemandem Angst mache.“ Einige sind körperlich beeinträchtigt, manche haben eine Hörschädigung oder sind blind. Was sie alle eint, ist die Toleranz untereinander. „Ich gehöre zu denen, die seelisch behindert sind“, sagt Adam. „Aber mein Kopf, der funktioniert ganz gut.“

Unter „seinen Behinderten", wie er sie nennt, fühlt er sich aufgehoben, auch wenn er aneckt.

Plötzlich streicht er sich mit dem Daumen über die Wange, macht noch eine weitere Geste und bewegt anschließend die Finger wie flatternde Flügel. „Verstanden?“, fragt er. „Na wie auch, du kannst keine Gebärdensprache. Ich habe gesagt: Im Sommer habe ich zwei Wochen Urlaub.“ Adam möchte sich bei der Arbeit unterhalten, auch mit den gehörlosen Kollegen. Und so geht der 23-Jährige jede Woche in einen Kurs und lernt nun ihre Sprache.

Unter „seinen Behinderten“, wie er sie nennt, fühlt er sich aufgehoben, auch wenn er aneckt. Dort möchte er bleiben. „Und zwar noch lange über die Rente hinaus“, betont er und lacht. „Ich könnte dank meiner Behinderung ja schon mit Mitte 40 in Rente gehen.“

Der erste Arbeitsmarkt, ein richtiger Job in der freien Marktwirtschaft, zum Beispiel in einem Handwerksunternehmen, ist für ihn kein Thema mehr. Schon mit 19 wurde er als nicht ausbildungsfähig eingestuft. Was ihn damals genervt habe, sei heute gut so, so Adam. Dieses Scheiß-Stigma, er malt zu dem Begriff Anführungszeichen in die Luft, habe ihn schließlich vom Arbeitsamt zur Pestalozzi-Stiftung Hamburg geführt. Die ermöglichte es ihm, eine berufliche Rehabilitation zu absolvieren und sicherte ihm den Platz in der Behindertenwerkstatt. Einen Volltreffer, nennt er das. Wo sonst könne er sich mal für zehn Minuten ausklinken, wenn ihn seine Emotionen zu Überreaktionen verleiten? Inklusive rausstürmen, eine rauchen, rumfluchen, ganz ohne Zeiterfassung, Druck oder gar Angst vor Kündigung?

„Apropos rausgehen und rauchen“, sagt Adam und springt auf. Er geht vor, hält die Tür auf, gibt Feuer. Mit einem silberfarbenen Zippo, auf dem die Wörter „Teddy“ und „Marialein“ unter dem Motiv eines Schutzengels eingraviert sind. „Bevor du fragst: Ja, das ist von einer Freundin. Und nein: Wir sind kein Paar.“ Adam verdreht die Augen. Das fragen viele. Sie sei viel mehr für ihn, sagt er, so etwas wie seine platonische Seelenverwandte. Seit einem Jahr sind die beiden befreundet. Und wenn es nach

Sich selbst einzugestehen, dass er Pausen brauche, sei schwierig.

Adam geht, ist das „eine Sache für die Ewigkeit“. Maria nennt ihn Teddy, weil er sie an einen Teddybären erinnert. Adam ist 1,95 Meter groß, hat breite Schultern – und einen zuweilen grimmigen Blick. Letzteres provoziert bei der ersten Begegnung bei einigen Menschen eher die Assoziation Grizzlybär, was ihm in Bus und Bahn schon mal mehr Platz beschert. Aber Maria kenne sein Innerstes, sagt er, und das sei manchmal weich und kuschelig. Für sie lasse er nachts sogar sein Handy an. Obwohl er selten gut schläft. Er bläst Rauchwolken in die Luft und schaut ihnen hinterher. Es ist die erste Gesprächspause während dieser Stunden. Dann sagt er: „Sie macht einen besseren Menschen aus mir.“

Frauen sind nicht sein Thema, eigentlich möchte er darüber nicht reden. Beziehungen seien schwierig, erklärt er. Und eine Freundin zu finden, die nicht nur oberflächlich sei, wäre wie ein Sechser im Lotto. Maria und er suchen die große Liebe. Sie wünscht sich Kinder, Adam soll Freund der Familie bleiben. Er werde immer für die Kleinen da sein, sagt er, als Onkel Adam. Er selbst wuchs ohne Vater auf, ohne weitere männliche Bezugsperson. Vermisst habe er nichts, sagt Adam, das Verhältnis zu seiner Mutter sei okay – „so mit Kaffee trinken und so“. Aber mit verlässlichen Männern in Reichweite werde es für die Kleinen später leichter.

Eigene Kinder rangieren in seiner To-do-Liste eher weiter unten. Es gibt zu viele Themen, die gerade in seinem Kopf kreisen. Die will er alle der Reihe nach abarbeiten. Das brauche Zeit, erklärt Adam. Er kann sich nur selten über einen längeren Zeitraum konzentrieren. Sich selbst einzugestehen, dass er Pausen brauche, sei schwierig. Aber mithilfe seiner Betreuerinnen gehe es besser, sagt er. Er hat mit Greta und Frieda gelernt, sich zu strukturieren: Er putzt, wäscht, räumt auf. Jeden Tag. So muss

Die Ärzte sagten ihm, er stehe kurz davor, schizophren zu werden, sollte er weiter Drogen konsumieren.

er nie zu viel Zeit darauf verwenden. Das gibt ihm innere Ruhe. Und Raum für die Dinge, die ihm wichtig sind.

Zum Beispiel für seine TV-Lieblingsmangaserie „Dragon Ball“, einen japanischen Comic, dessen Motiv heute sein T-Shirt ziert. Den schaut Adam, seit er acht Jahre alt ist. Mit diesem immerwährenden Kampf von Gut und Böse, geführt von hässlichen Dämonen, gefährlichen Kriegern und machtgierigen Außerirdischen, ist er erwachsen geworden. Manchmal will er mehr, als nur „passiv zu glotzen“, wie Adam es nennt: „Dann setze ich mich vor die Playstation und ballere auf gammelige Zombies.“ Und schiebt hinterher: „Aber ich spiele nicht oft und auch nicht lange. Alles in Maßen, ist mein Motto.“

Maßhalten musste Adam lernen. Es gab Zeiten, da probierte er vieles aus: Ecstasy, LSD, Cannabis. Bis er Stimmen hörte. Frauen, die verzweifelt um Hilfe riefen, weil sie vergewaltigt werden, Polizisten, die ihm hinterherbrüllten. Schaute er nach, ist niemand da. Die Ärzte sagten ihm, er stehe kurz davor, schizophren zu werden, sollte er weiter Drogen konsumieren. Als diese Stimmen auch noch von Herzrasen begleitet wurden, fasste er keine Drogen mehr an. „Ich habe zwei Psycho-Päckchen zu tragen“, erklärt Adam ernst, „da brauche ich nicht noch eines.“

Da meldet sich sein Handy. Das Wort „Bazinga“ schallt aus der Tasche seiner Arbeitshose. Ausgesprochen von Sheldon Cooper, dem Star in der TV-Serie „Big Bang Theory“. Adams Lieblingsklingelton. „Der Typ ist in der Serie ein Physiker mit Doktortitel und ein richtig cooler Psycho“, erklärt er. Es sei herrlich, der Figur bei verrückten Zwangshandlungen und neurotischen Ideen zuzuschauen. Adam muss los. Er steht auf, wirft seine Jacke über die Schulter und sagt zur Verabschiedung: „Dagegen bin ich doch eigentlich ziemlich normal, oder?“

Persönlichkeitsstörung
Seite 117

Von Pfeilen, Pferden und Prestige

Julia ist selbstbewusst und dabei voller Selbstzweifel. Über eine Suche nach der Mitte, um auf dem Weg das Glück zu finden.

Ich hab gar keinen Bock", bellt Julia ihrer Betreuerin Karin entgegen. Mich begrüßt sie mit dem Satz: „Willkommen in meinem Strudel aus schlechter Laune!", ohne mich dabei anzusehen. Die 36-Jährige verschießt ihre Motzereien wie Giftpfeile. Karin zuckt nicht zusammen. Sie schaut ihre Klientin milde an und fragt freundlich nach, was passiert sei. „Ach alles", wehrt sich Julia. „Bus zu spät, Stress bei der Arbeit ..." Karin betreut Julia seit Jahren. Sie kennt das Temperament ihrer Klientin. Die feuert weiter: Sich „innerlich nackig zu machen" passe nicht zu ihrer Stimmung; überhaupt sei sie gerade „endgenervt". Sie schleudert mit einer geschmeidigen Handbewegung den dunklen Pferdeschwanz über die nackte Schulter. Die haselnussbraunen Augen unter den dramatisch getuschten Wimpern blicken herausfordernd.

Wenige Sekunden später ist Julia die Munition ausgegangen. Sie zupft verlegen den schwarzen Jumpsuit an ihrem schlanken Körper zurecht und dreht an den kleinen Perlen in ihren Ohrläppchen. Ich nutze die Gesprächspause und frage sie, ob wir zu zweit weiterreden wollen. Julia mustert mich überrascht, als nähme sie mich erst in diesem Augenblick wahr. Sie hebt die Hände, als würde ich auf sie zielen. Und ergibt sich. Im sonnenbeschienenen Garten der Begegnungsstätte der Pestalozzi-Stiftung Hamburg, zwischen Sträuchern und Blumenbeeten, wirkt Julia plötzlich geerdet.

Unser erstes Thema wird das Reiten. Kein Zufall, ist sich Julia sicher. „Pferdemädchen erkennen einander eben", sagt sie mit einem vorsichtigen Lächeln. Den anderen Klienten und Pädagogen, die im Garten spazieren gehen, schenkt sie keine Beachtung, obwohl Julia sie durchaus registriert. Jedes Mal, wenn jemand in unsere Richtung schlendert, senkt sie diskret die Stimme und beugt sich so nah zu mir herüber, dass ich ihre Sommersprossen auf der Nase zählen könnte. Das schafft Nähe und gibt mir das Gefühl, Geheimnisse zu erfahren.

Julia ist eine aufmerksame Zuhörerin und Beobachterin. Doch ob ein Mensch es gut mit ihr meine, erkenne sie trotzdem noch zu selten,

„Immer auf der Suche zu sein … Das finde ich so anstrengend. Mein Leben wird wohl nie ein Ponyhof werden …"

ärgert sie sich. Dabei sei sie unaufhörlich bei jedem auf der Suche nach den wahren Beweggründen, gibt sie zu. Fündig werde sie selten. Die Welt sei für sie ein „venezianischer Karneval. Mit Menschen hinter aufgesetzten Masken, die Gefühle kaschieren, und mit schillernden Kostümen, die Größe nur vorgaukeln." Vielleicht sei sie aber auch einfach nur zu dämlich, hinter die Fassaden der Menschen zu schauen, kritisiert sie sich selbst. Diese Überlegungen hemmen ihre Gedanken und Handlungen. Sie polen Julias Bauchgefühl chronisch auf Misstrauen. Was zur Folge hat, dass schon ein einziger Streifblick der Kollegin im Büro zu einem überdimensionalen emotionalen Problem mutiert. „Ich überlege dann: Hätte ich meinem Chef besser doch keinen Kaffee bringen sollen? Denkt meine Kollegin jetzt, ich will mich nur einschleimen?", so beschreibt Julia das Gedankenkarussell, auf dem sie täglich ihre Runden dreht. Sie arbeitet in Teilzeit als Bürokauffrau. Während dieser 30 Stunden in der Woche streifen sie viele Blicke …

Julia beobachtet eine Weile einen Zitronenfalter, der von Blüte zu Blüte fliegt, und ächzt: „Immer auf der Suche zu sein … Das finde ich so anstrengend. Mein Leben wird wohl nie ein Ponyhof werden …" Es klingt wie eine selbsterfüllende Prophezeiung über eine Zukunft, die noch mehrere Jahrzehnte dauern kann. Julia begründet diesen Ausblick mit dem Vertrauensproblem, das sie zeitlebens mit anderen habe. Aber vor allem, so Julia, habe sie eins mit sich selbst. Immer schon sei sie abhängig von den Meinungen anderer gewesen. Sie hatte viele Freunde. Aber viele Freunde bedeuteten auch viele Meinungen. Die verwirrten Julia, und sie dachte nicht selten tagelang über einen einzigen unbedacht ausgesprochenen Satz nach. Heute sind diese Freunde aus ihrem Leben verschwunden. Einige gründeten Familien, zogen fort oder machten Karriere. Was für Julia alle gemeinsam hatten: „Sie kreisten alle ausschließlich um sich selbst. Deshalb trauere ich denen nicht nach."

Auch ihre Familie füllte die Leere in ihr nicht aus. Julia fühlte sich geliebt, aber missverstanden. Ihre Mutter, die sie mittlerweile als eine gute Freundin beschreibt, zog sie allein groß und war beruflich viel unterwegs. Sie konnte wenig Zeit mit Julia verbringen und ermöglichte ihrer Tochter finanziell zum Ausgleich weit mehr, als sie sich leisten konnte. Wie das wertvolle Sportpferd. Ihr Vater habe sie nie als

„Ich dachte ernsthaft, ich hätte diese ganze Scheiße verdient."

erwachsene Frau wahrgenommen, erinnert sich Julia: „Für ihn bin ich bis zu seinem Tod irgendwie immer die ‚Kleine' geblieben. Ich vermisse ihn sehr …"

Julia streicht über die Maserung des Holztisches, bis sie einen Splitter ertastet, auf den sie ihre Fingerspitze presst. Die selbstbewusste Frau hat mit einem schamerfüllten Mädchen den Platz getauscht. Julia pult an dem kleinen Span herum, während sie die Tätowierung auf ihrem rechten Fußspann betrachtet. „Glaube, Liebe, Hoffnung" steht dort geschrieben. Sie schaut nicht auf, als sie leise zugibt: „Ich hatte immer die falschen Männer." Die meisten Typen von früher seien nicht erwähnenswert, versucht Julia die Vergangenheit abzuhaken. Aber einige hätten ihr Herz – und ihre Würde – mit Freude zertrampelt. „Ich wollte gefallen", weiß sie heute. Sie schildert im Flüsterton, dass sie zu oft und zu weit über ihre Grenzen gegangen sei. Bei der Erinnerung bekommt sie rote Wangen und reibt sich die Oberarme, als friere sie. „Ich dachte ernsthaft, ich hätte diese ganze Scheiße verdient." Nach der Trennung von ihrem letzten Freund zog sie in eine Dreizimmerwohnung. Sie fühlte jedoch keine neu gewonnene Freiheit. Im Gegenteil, sie litt unter dem sozialen Abstieg. Heute wurmt sie, dass sie in der Vergangenheit „so verdammt viel Wert auf Prestige und Außenwirkung" gelegt hat. Sie habe sogar ihre Arbeit als Friseurin, an der sie das Handwerkliche und das „Leute-glücklich-Machen" liebte, als Erniedrigung empfunden. „Ich fühlte mich bei reicheren Leuten immer wie die dumme kleine Friseuse." Julia schüttelt den Kopf. „Dabei war ich manchmal genauso oberflächlich mit meiner Vorliebe für Statussymbole."

Mit 20 macht Julia ihre erste stationäre Therapie, weil sie seit Jahren unter Bauchschmerzen litt. Jede Mahlzeit bedeutete eine Qual. Als ihr eine Essstörung diagnostiziert wurde, lernte sie, mit ihr zu leben. Auch wenn sie sie nie wirklich verstand. Erst Jahre später fanden andere Ärzte die Ursache: Julia leidet unter Colitis Ulcerosa, einer chronisch entzündlichen Darmkrankheit. Die Bauchschmerzen bekam sie dank einer Ernährungsumstellung und mit Medikamenten in den Griff. Ihre Unsicherheit, ihre Hysterie und ihr schwankendes Selbstwertgefühl blieben. Julia realisierte, dass auch ihre Seele Hilfe brauchte. Die Sorgen bei der Arbeit, der Tod des Vaters und anderer Familienmitglieder, der Rückzug ihrer Freunde, die Unfähigkeit, Emotionen anderer auszublenden und die eigenen Gefühle zu erkennen und ernst zu nehmen, lähmten Julia. Den Alltag zu

„Ich war psychisch zu fit für eine Klinik, und ich war gleichzeitig viel zu schnell im Gefühlschaos, viel zu sehr Dramaqueen, um im echten Leben klarzukommen."

bewältigen kostete sie Kraft – die sie nicht hatte. Es folgten drei weitere Monate in einer Klinik. Dort habe sie ihre Gefühle kennengelernt, erklärt Julia: „Die Therapie war meine Schleuse. Dass ich da reingegangen bin, war das Beste, was ich jemals gemacht habe." Wieder heraus kommt sie mit zwei besten Freundinnen im Gepäck, die ihr bis heute geblieben sind. Julia nennt die Klinik augenzwinkernd „ihre Freundefabrik". Im Anschluss absolvierte sie ein Jahr lang eine medizinische Rehabilitation für psychisch kranke Menschen (RPK). Die Strukturen, die Vertrautheit unter den Mitpatienten und dem Fachpersonal, das alles entspannte die dauerangespannte Julia. „Mein Leben bekam eine neue Wendung", sagt sie, „ich kam innerlich zur Ruhe. Zumindest phasenweise." Doch sie fürchtete sich davor, nach dem Jahr RPK wieder auf sich allein gestellt zu sein. Das ganz normale Leben, den Alltag mit all seinen kleinen und großen Herausforderungen, konnte sie dort nicht lernen. „Es war irgendwie bizarr", erinnert sich Julia an den Beginn dieser noch anhaltenden Schwebephase. „Ich war psychisch zu fit für eine Klinik, und ich war gleichzeitig viel zu schnell im Gefühlschaos, viel zu sehr Dramaqueen, um im echten Leben klarzukommen." Sie wandte sich an die Pestalozzi-Stiftung Hamburg und bekam Karin an ihre Seite. Sie bildet Julias Brücke zwischen Klinik und autarkem Leben. Sie begleitet Julia überall hin, wo es nötig ist. Zum Beispiel wenn Julia beim Amt sprachlos vor Aufregung ist. Die Pädagogin besuchte sie auch im Krankenhaus und erstellte Essenspläne und Einkauflisten, um Julias Start zu Hause zu stützen. Karins Flexibilität sei verlockend, gesteht Julia. „Manchmal überschreite ich eine fest gesetzte Grenze bei ihr. Wenn es ans Eingemachte geht und ich sie als Kummerkasten missbrauche, stoppt sie mich aber und sagt: Das ist ein Thema für deine Gesprächstherapie."

Mittlerweile fühle sie sich sogar so weit gewappnet, wieder einen Mann in ihr Leben zu lassen, mutmaßt sie. Zumindest ein bisschen,

„Eine Gebrauchsanweisung zu einem glücklichen Leben, das wär's", sagt sie und lacht.

korrigiert sie. In ihre Wohnung werde sie erst mal keinen einziehen lassen, hofft sie. Ihr Problem sei nach wie vor ihr „beknacktes Beuteschema". Männer, die ehrliches Interesse zeigten, nahm sie gar nicht ernst. Erneut errötet Julia. Sie sagt tonlos: „Die Netten habe ich schlecht behandelt. Zu dem einen war ich so hässlich …" Sie seufzt und kneift die Augen zusammen. Diese beleidigende Art der Zurückweisung, inklusive der Folgen, kennt sie selbst zu gut. Leider habe sich ihr aktueller Flirt wieder als einer entpuppt, der „Hure und Heilige zugleich haben will".

Sie bezeichnet sich heute als Menschen, der nicht mehr alles mit sich machen lassen dürfe. Doch dieser Zustand ist fragil, das weiß Julia. Sie schwankt in ihren Gefühlen wie in einer Nussschale auf hoher See. Und sie ist ungeduldig. Sie will das neue Leben, ohne Verletzungen, unbedingt und am liebsten sofort. „Eine Gebrauchsanweisung zu einem glücklichen Leben, das wär's", sagt sie und lacht. Dass dieser Leitfaden in ihr selbst schlummere, zeige ihr Karin. Aber die Betreuung habe ja auch irgendwann ein Ende. Der Gedanke freut und ängstigt Julia zugleich. „Na ja, allein klarzukommen, das ist ja das Ziel", sagt sie. „Klingt einfach und ist doch schwierig. Aber ich schaffe das früher oder später." Ihr Plan: Sie will ihre Wünsche aus der Vergangenheit mit denen für eine Zukunft verknüpfen. Beruflich hieße das, zurück zu den Haarwurzeln. „Ich wollte immer Visagistin werden. Stars schminken und damit ganz groß rauskommen", erinnert sich Julia. Sie lächelt über diese Teenageridee, der sie nun einen neuen Dreh geben möchte. Prominente will sie heute nicht mehr frisieren. Lieber nette, ältere Damen, mit denen man übers echte Leben plaudern kann. Auf die Frage, wo sie sich in zehn Jahren sieht, sagt Julia: „In einem Haus auf dem Land, nah am Meer. Ganz klein, ein Bungalow. Mit einem hübschen Garten. Einem kleinen Friseurladen dabei. Und mit Pferden in der Nähe, zum Streicheln." Und das klingt dann doch ein kleines bisschen nach Ponyhof.

Persönlichkeitsstörung
Seite 117

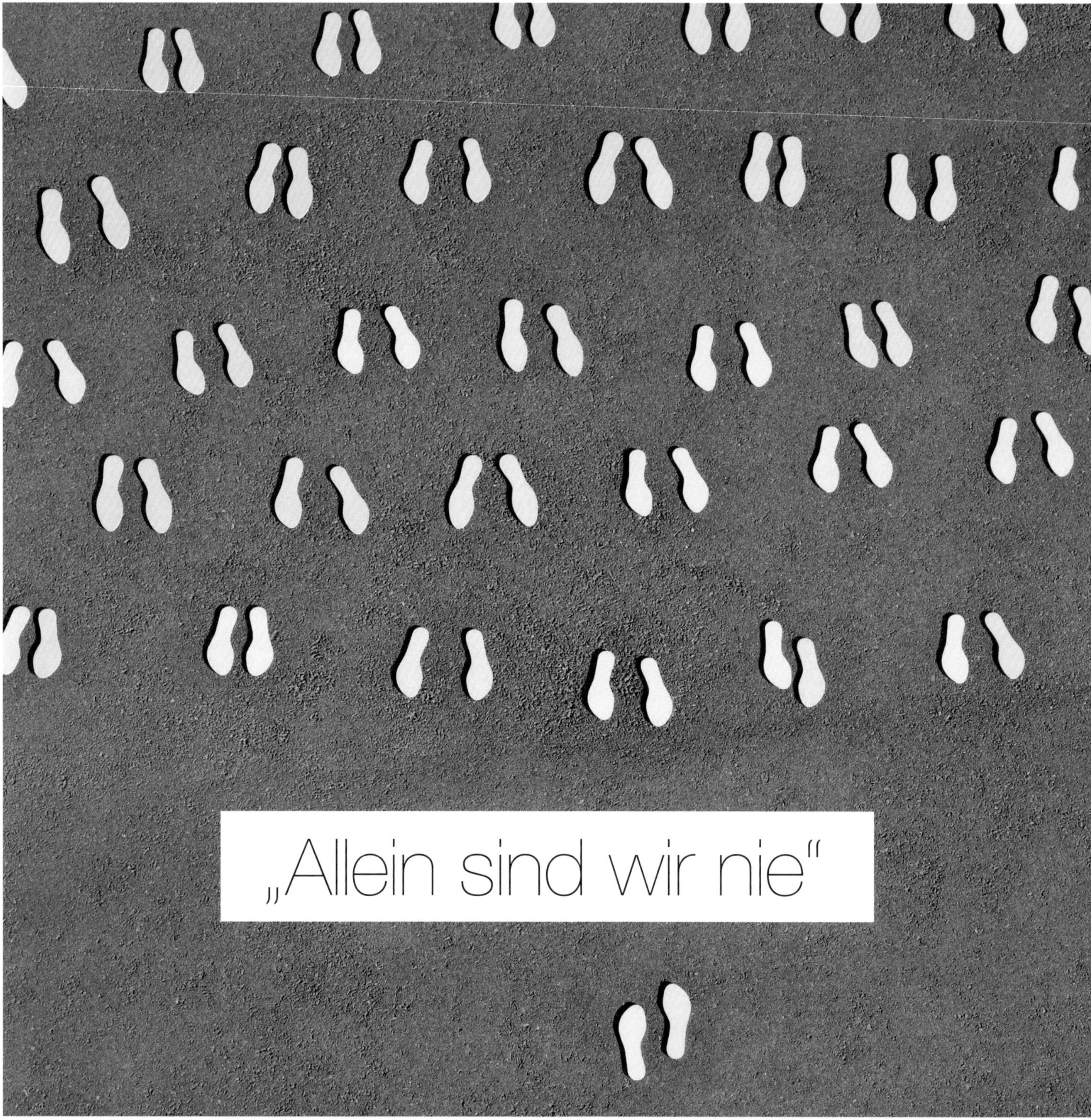
„Allein sind wir nie"

Ihr Spiegelbild zeigt ihr mal Falten, mal Pausbacken; mal blaue, mal graue Augen. Für Haibara ist diese Verwandlung keine Kunst. Es ist anstrengender Alltag.

Es ist ein bisschen wie ein Blinddate – mit mehreren Kandidaten. Ich weiß weder, wer alles in dem kleinen Café in Hamburg-Altona auftauchen wird, noch weiß ich, wer von ihnen überhaupt bereit sein wird, mit mir zu sprechen. Einen großen Tisch zu reservieren war nicht nötig. Meine Gesprächspartner leben in einem Menschen: in Haibara.

Sie trägt eine rote Biker-Lederjacke, blaue Jeans, weiße Turnschuhe und eine Brille mit einem dünnen Rand. Sie wirkt zart, schüchtern. Ihre glatten, mittelblonden Haare fallen ihr bis zur Taille, die schlanken Beine schlingt sie elegant umeinander. Haibara fällt nicht auf. Sie sitzt still und lächelt. Dabei sieht die 43-Jährige kaum älter aus als die Studenten auf den Sofas. Auf den ersten Blick weist nichts darauf hin, dass die Charaktere in Haibaras Inneren eine ganze Fußballmannschaft, inklusive Reservespieler, stellen könnten.

Ich bin ich. Sie ist viele. Für einen Menschen, der ausschließlich eine Persönlichkeit besitzt, ist diese seelische Zersplitterung unvorstellbar. Ähnlich wie die Tatsache, dass das Weltall unendlich ist. Das Viele-Sein ist laut Wissenschaft erst einmal als Ausdruck seelischer Selbstheilungskräfte anzusehen. Als Variante menschlicher Entwicklung, die für viele Betroffene ähnlich normal ist wie für andere Menschen, nicht multipel zu sein. In jedem von uns existieren aufgrund unserer Erfahrungen, unserer Erziehung verschiedene Persönlichkeitsaspekte. Der Unterschied zu Haibara ist, dass ihre Aspekte nicht kooperieren. Im Gegenteil, sie verstehen sich nicht als Teil eines Ganzen, sondern sie nehmen sich, jeder allein für sich, als Individuum wahr. Sie kommen sich in die Quere. Das belastet Haibara und wird so zur seelischen Erkrankung.

Ich frage Haibara, ob sich die Anteile in ihr

Doch wie viele leben in Haibara? „Wir sind etwa zehn Personen, von denen ich ziemlich sicher weiß."

wie ein Freundeskreis anfühlen. Sie schüttelt vehement den Kopf. Sie seien mehr wie eine große Familie. Von Freunden könne man sich nämlich räumlich fernhalten, wenn man mal gestresst von ihnen sei. Haibaras Angehörige folgen keiner Einladung. Sie kommen so zwar nie zu spät oder zu früh, dafür aber häufig ungelegen. „Das stresst manchmal", sagt sie, „doch ich habe mich damit arrangiert. Sie alle sind eben da, und ich weiß, dass einige öfter vorbeikommen als andere." Haibara schaut sich um und raunt: „Wir haben schon ein Haupt-Ich, nur allein sind wir nie." Dieses Haupt-Ich, namens Haibara, hat aktiv diesem Treffen zugestimmt – jedoch in stillem Einverständnis mit den anderen. Es solle niemand ignoriert werden, erläutert sie ganz sachlich diesen inneren Konflikt, aber ein Dialog mit allen sei nur sehr selten möglich. Hätte sich jedoch ein Anteil gegen dieses Treffen gesperrt, hätte sie es abgesagt. Sie sagt zwar „wir", nicht „ich", oft muss jedoch allein Haibara bestimmen, welche Entscheidungen sie vor ihren Mitbewohnern verantworten kann. Ihr ist bewusst, dass einige zuschauen, auch wenn sie im Hintergrund bleiben. Und dass sie durch Haibaras Handlungen geängstigt werden oder mit Unverständnis reagieren könnten. Der Wechsel ihrer Persönlichkeiten erfolgt zwar von einer Sekunde auf die andere, die Gefühle und vor allem die Mimik und die Gestiken ihrer Innenpersonen flackern jedoch längst nicht so unwillkürlich auf, wie es häufig auf der Leinwand, in „Psycho", „Fight Club" oder „Dr. Jekyll and Mr. Hyde", dargestellt wird. Das „Switchen", so nennt Haibara die Übergänge von Person zu Person, beschreibt sie eher als fließend. Die Filmanleihe amüsiert Haibara. Sie witzelt: „Wir sind hier ja schließlich nicht in Hollywood, oder?"

Doch welche Gestik und welche Mimik sind typisch für den Menschen Haibara? Und wie sieht es aus, wenn ein anderer Part die Regie übernimmt? Ich sehe Gemütszustände wie Zustimmung, Interesse, Ablehnung, Überraschung. Ein normales Gespräch. Da Haibara aber eine von vielen ist, frage ich mich unweigerlich: Wer von diesen Charakteren stimmt zu, wer ist interessiert, wer lehnt ein Thema ab, wer ist überrascht? Jede Reaktion

Die Unbekannten lauern noch im Verborgenen, ohne direkten Einfluss auf ihr Handeln.

Haibaras, bei aller Deutlichkeit in den Gesichtszügen, ist für ein fremdes Gegenüber nicht zu lesen. Ich werde erst später fragen, wer da mit mir spricht. Noch fürchte ich, diese Forderung könne jemanden erschrecken.
Doch wie viele leben in Haibara? „Wir sind etwa zehn Personen, von denen ich ziemlich sicher weiß. Von weiteren sieben habe ich bloß eine diffuse Ahnung, ich weiß wenig über sie. Es könnten aber auch noch ein paar mehr sein", mutmaßt sie mit gerunzelter Stirn. Dann lächelt Haibara entschuldigend. „Ziemlich wahrscheinlich hat sich noch nicht jeder von ihnen offenbart." Die Unbekannten lauern noch im Verborgenen, ohne direkten Einfluss auf ihr Handeln, schätzt Haibara deren Präsenz ein. Inwieweit diese Fremden ihre Gefühle mitsteuern, wisse sie nicht. Sicher ist sich Haibara nur darüber, dass alle Anteile eine individuelle Persönlichkeit besitzen. Einige ihrer Innenpersonen geben mehr von sich preis als nur das bloße Wissen um ihre Existenz. Sie lassen zu, dass Haibara ein Teil ihres Lebens wird. Eines Lebens, das gar nicht außergewöhnlich ist. Die meisten ihrer Anteile sind keineswegs extrem. Sie besitzen einfach verschiedene Facetten, Hobbys und Talente. So darf Haibara als Beobachterin beispielsweise miterleben, dass beispielsweise Julia sehr schüchtern ist, aber gern mit feinen Strichen Zeichnungen im Stil der japanischen Anime-Comics anfertigt. Die Vorliebe für Animes teilt Haibara mit Julia: Sie wählte ihr Pseudonym für dieses Porträt nach Ai Haibara aus, der weiblichen Hauptfigur aus der Serie „Detective Conan". Die Zeichnungen verewigt Julia in einem DIN-A4-Tagebuch, das Haibara für alle angeschafft hat. Es gleicht beim Durchblättern mehr einem Gästebuch in

Wo war ich die vergangenen Tage?
Wer hat die Möbel umgestellt?
Wie bin ich in diesen Stadtteil gekommen?

einem gut gebuchten Hotel. Es enthält, neben Kinderzeichnungen und Comics, viele verschiedene Handschriften.
Die fünf Kinder, im Alter zwischen null und zehn, weinen oft. „Einige sind noch klein und rufen nach ihrer Mama", beschreibt es Haibara. „Deshalb versuchen wir, sie nur zu Hause rauszulassen." Doch die Kleinen büxen ihr ab und an aus, um shoppen zu gehen. Zum Beispiel Haarspangen mit Einhörnern und Plastikspielzeug. „Halt so Schnickschnack", winkt Haibara ab und verdreht die Augen. Sie lacht auf. „Wenn wir zu Hause dann in die Tüten schauen, wundern wir uns schon manchmal." Diese Kinderkäufe seien ihr nicht peinlich, sagt Haibara, solange diese direkt in der Einkaufstüte landen. „Wir sind ja irgendwie auch Mutter. Für Kinder, die in unserem Körper leben. Und das weiß ja an der Kasse niemand. Sollen die doch denken, dass unser Nachwuchs im Kindergarten und in der Schule ist." Sogar eine Testung in der Uniklinik Eppendorf habe ihr mal ein Kind verfälscht, erinnert sie sich. „Wir sollten unter anderem ein Zoobild bearbeiten. Da kam ein Kindergartenkind hervor, malte fröhlich und blieb. Der Test war somit eine Katastrophe. Seit einige der Kinder verstanden haben, wie man eine EC-Karte benutzt, werde, neben ihren Nerven, leider auch ihr Konto strapaziert, sagt sie und zuckt mit den Schultern. Viel Geld steht Haibara nicht zur Verfügung, sie lebt von Erwerbsminderungsrente. Sie kann nicht arbeiten, sosehr sie es sich wünscht, ihren Job als Fachinformatikerin auszuüben. Haibara nimmt den Kindern ihre Einkäufe nicht übel. Sie nimmt es mit Humor: „Dafür brauchen sie keine Windeln, Babybrei oder Hilfe bei den Hausaufgaben." Ganz ohne Fürsorge gehe es allerdings nicht, fügt sie, wieder ernst, hinzu. Sie brauche Zeit für sie. Fordern sie Trost, lassen sie zu, dass sich Haibara um sie kümmert. Da Haibara sie nicht

auf den Arm nehmen kann, nimmt sie die Kleinen emotional in den Arm – indem sie ihnen Gutenachtgeschichten erzählt.
Haibara hat auch Persönlichkeiten in sich, die sie als stark und fordernd umschreibt. Zwei junge Frauen, eine 19 und eine 21 Jahre alt, seien voller Hass auf die ganze Welt. Beide drängen Haibara innerlich an den Rand ihres Bewusstseins. Sie hat selten Einfluss auf die zwei. Vor allem die jüngere sei ziemlich übergriffig und nutze Formulierungen wie: „Ey Alter", oder: „Voll der Arsch." Ein Problem, so Haibara, weil die gern im Berufsverkehr Bahn fahre. Sie seufzt resigniert. „Wenn die ins Abteil steigt, macht uns keiner doof an. Die strahlt eine solche Aggression aus, dass es andere verscheucht." Kämpft sich Haibara während so einer Fahrt doch einmal an die Oberfläche, erhascht sie manchmal in der Fensterscheibe noch einen Blick auf das Spiegelbild der 19-Jährigen. Es wirke hässlich verzerrt und hasserfüllt, schildert sie und schüttelt resigniert den Kopf.

Sie will nicht wie ein Zirkuspferd beäugt werden.

Darf Haibara den anderen eine Zeit lang nicht zuschauen, gleicht ihr Leben einem Rätsel. Wo war ich die vergangenen Tage? Wer hat die Möbel umgestellt? Wie bin ich in diesen Stadtteil gekommen? Die Erinnerungslücken quälen Haibara. Sie versuche stets, diese leeren, schwarzen Löcher vor ihrer Umwelt zu kaschieren, erklärt sie, aber das sei anstrengend und schwer auszuhalten. Vor allem die jüngsten Anteile seien schnell überfordert. Aus diesem Grund ist heute Anne dazugekommen, ihre Betreuerin von der Pestalozzi-Stiftung Hamburg. Anne bildet für Haibara das Sicherheitsnetz. Sollte ein Anteil in ihrer Klientin in diesem Gespräch Angst verspüren, kann sie es rechtzeitig abbrechen und allesamt nach Hause bringen. Sich Gesunden zu offenbaren ist in diesem Rahmen, mit einer Veröffentlichung unter Pseudonym, für Haibara gerade so okay. Im Alltag ist Offenheit dieser Größenkategorie keine Option. Sie will nicht wie ein Zirkuspferd beäugt werden. Ob vermeintliche Bekannte und Freunde es ernst mit ihr meinen oder sie einfach nur spannend finden, sei schwierig auseinanderzuhalten. Deshalb sei sie lieber vorsichtig, sagt sie leise. Zu oft ist sie auf Ablehnung gestoßen. Mittlerweile fällt es Haibara schwerer, auf Menschen zuzugehen, obwohl sie sich Freundschaften wünscht. Sie fragt sich grundsätzlich: Wie viel kann ich verraten? Was verkraften die anderen?

Ihre Erinnerungen seien nicht abbrufbar, erklärt sie, die anderen sorgten dafür, dass sie verborgen blieben.

Wie in Zeitlupe verändert sich Haibaras Körperhaltung. Sie stellt die Füße fest nebeneinander auf den Boden, stemmt bedächtig die Ellbogen auf die Oberschenkel, beugt sich vor und zischelt: „Nicht einmal ein Therapeut will uns haben!" Der leise ausgesprochene Satz schneidet wie ein Messer durch die gemütliche Atmosphäre. Ein Paar am Nebentisch horcht neugierig auf. Haibara schaut die beiden für einige Lidschläge an. Als die zwei ihre Blicke schnell wieder in ihre Tassen versenken, verschränkt sie die Arme schützend vor der Brust und lehnt sich mit den Worten zurück: „Krass, oder? Die Psychologin hat uns einfach weggeschickt, weil die mit uns nichts anfangen konnte!" Ihr Tonfall wechselt erneut, von süffisant zu erschöpft, als sie hinzufügt: „Diese Abweisung haben wir irgendwie nicht verkraftet."

Wer bist du?, frage ich. Es dauert einen Moment, bis sie mich mit ihren Augen fokussiert hat. Dann lächelt sie und erwidert liebenswürdig: „Oh, entschuldige bitte. Was hast du eben gesagt?" Der Anteil hat sich zurückgezogen, Haibara ist wieder da. Wie beim Arzt, wenn plötzlich die Tür zum Wartezimmer aufgeht und die Sprechstundenhilfe ruft: Der Nächste bitte! Dies wird heute der einzige Moment bleiben, in dem ich mir sicher bin, dass da nicht Haibara gesprochen hat.

2011 attestierten die Ärzte in einer Klinik Haibara mehrere Persönlichkeiten. Seitdem lebt sie ohne begleitende Therapie. Paradox sei das, kommentiert sie sarkastisch. Als sie offiziell „ein komplexes Trauma" gehabt habe, seien ihre Chancen auf eine psychologische Dienstleistung irgendwie besser gewesen. Ein Widerspruch – mit einer gewissen Logik. Haibaras Erkrankung ist selten, offiziell sind etwa 0,5 bis 1 Prozent in der Gesamtbevölkerung betroffen. Es gibt nur wenige Psychologen in Hamburg, die damit vertraut sind. Einen zu finden, bezeichnet Haibara als „großes Glück". Zum Zeitpunkt dieser Diagnose wurde Haibara bereits fünf Jahre lang von der Pestalozzi-Stiftung Hamburg betreut. „Die Betreuer haben sich nicht, wie die Psychologen, von mir abgewendet, als meine Innenanteile sozusagen publik wurden", sagt sie und schaut zu Anne, die antwortet: „Warum auch? Unser Ziel war und ist es nicht, Haibaras Persönlichkeiten zu behandeln, sondern ihr, also ihnen allen, im

Leben zur Seite zu stehen." Die regelmäßigen Treffen einmal in der Woche bestreitet Haibara nicht mit Anne, sondern mit Betreuer Alex. Ein regelmäßiger Wechsel sei Teil der Strategie, erklärt Anne. „So lernt Haibara, auf die Menschen in ihrer Umwelt zuzugehen." Haibara kichert mädchenhaft: „Ein Kerl, ausgerechnet! Mit denen haben wir es nicht so." Sieben Jahre Ehe mit einem Mann, der mit ihr von Dorf zu Dorf umzog, um sie von anderen Menschen zu isolieren, seien die Hölle gewesen. Mehr kann Haibara nicht über ihn erzählen. Auch nicht über ihre Kindheit, die sie, kurz und knapp, als so traumatisch beschreibt, dass ein Schutzmechanismus eingesetzt habe, der all diese Anteile abspaltete. Ihre Erinnerungen seien nicht abbrufbar, erklärt sie, die anderen sorgten dafür, dass sie verborgen blieben.

Zu ihrem Betreuer Alex habe sie mittlerweile ein wenig Vertrauen gefasst, beschreibt sie. Wenn die 43-Jährige über ihn spricht, grinst sie. „Alex war einmal mit uns im Kino, damit wir mal wieder rauskommen", erinnert sie sich. „Eigentlich wollten wir einen Actionfilm gucken. Es lief aber nur ein rührender Kinderfilm. Und so saßen wir beim Happy End schluchzend neben ihm. Alex musste dann im Anschluss keine Erwachsene, sondern Kinder nach Hause bringen. Aber der kann das ab."

Beziehungen seien trotzdem kein Thema für sie, betont Haibara mit Nachdruck. Seit sie vor einigen Jahren mit einem 14 Jahre jüngeren Partner zusammen war, habe sie sich nicht mehr verliebt. Eine einzige Frage brachte damals die Beziehung ins Wanken: „Schatz, welche Augenfarbe habe ich?" Ihr Freund antwortete, sie seien schön, schön blau. Daraufhin beendete Haibara die Beziehung. „Verstehst du?", fragt sie mich. „Warte, ich zeig es dir ..." Sie rutscht näher heran und macht die Augen weit auf. Sie sind grau, mit leichten Nuancen von Grün. Es war Schluss, weil die Farbe nicht stimmte? „O Gott, nein!", ruft Haibara und wedelt lachend mit den Händen. „Doch nicht deswegen!" Dann erklärt sie leise: „Aber wir dachten die ganze Zeit, er liebt Haibara. Aber er liebte eine von den deutlich jüngeren." Ein Fremdgehen im eigenen Körper.

> „Aber er liebte eine von den deutlich jüngeren." Ein Fremdgehen im eigenen Körper.

Haibara erklärt mir geduldig, dass sie sich natürlich nicht komplett verändern könne. Sie sei schließlich kein Chamäleon. Aber die Augenfarbe, die sei bei jedem anders. Unter ihren

Ohne den Blick zu heben,
beginnt sie stockend über die dunklen,
schweren Anteile in ihrem Inneren zu sprechen.
Die, die manchmal auch ihr Leben bedrohen.

Anteilen habe sie Kinder mit blauen, braunen und grünen Augen. Sie alle können sogar einen individuellen Puls und Allergien haben. Die Wissenschaft hat keine Erklärung für diese Phänomene, doch sie kommen vor. Haibara erklärt, ihr Körper sei noch zu ganz anderen Dingen fähig. Ein wenig Stolz schwingt in ihrer Stimme mit. Ihr Blutdruck schnelle zum Beispiel kräftig hoch, wenn ihr 19-jähriger Anteil Bahn fahre. Und wenn sie unter starker Migräne leide, könne es passieren, dass die Schmerzen von einer Sekunde auf die andere verschwänden. Den medizinischen Beweis dafür bekam Haibara, als sie sich einer Magnetresonanztomografie (MRT) unterzog. Dabei sei das Kontrastmittel, das ihr zuvor für die Untersuchung gespritzt wurde, plötzlich verschwunden. Es war nicht mehr auf den Schnittbildaufnahmen aus ihrem Körperinneren erkennbar. Die Ärzte hätten mehrmals nachgespritzt, erinnert sich Haibara, immer mit demselben Ergebnis. Das Mittel sei dahin verschwunden, mutmaßt Haibara, wo auch der Schmerz hingehen könne: zu einem ihrer Anteile. Für die Ärzte ein Mysterium, für Haibara Logik. Dieses Phänomen sei eine Weitergabe gewesen, erklärt sie es. Grund dafür sei ein buntes Bild gewesen, das zur Ablenkung in der Röhre hing. Das habe für einen kurzen Moment einen ihrer kindlichen Anteile hervorgelockt. Der habe dann das Kontrastmittel einfach mitgenommen, indem er sich erschrocken zurückzogen habe. „Das war schrecklich", erinnert sie sich. „Wir haben bis zu diesem Tag nicht gewusst, dass das möglich ist. Deswegen versuchen wir jetzt grundsätzlich alles, was die Kinder spannend finden könnten, bei Schmerzen oder Untersuchungen zu vermeiden. Das

erspart ihnen, den Schutzbedürftigen, meine Qual."
Muss auch Haibara von Zeit zu Zeit beschützt werden? Sie schweigt, während sie in ihrem Karamell-Macchiato nach Worten sucht. Ohne den Blick zu heben, beginnt sie stockend über die dunklen, schweren Anteile in ihrem Inneren zu sprechen. Die, die manchmal auch ihr Leben bedrohen. Das Thema ist für Haibara eine emotionale Zwickmühle. Einerseits will sie sich mit den lebensbejahenden Anteilen aus der Gefahrenzone bringen. Andererseits möchte sie einen Weg finden, mit diesen Personen umzugehen. Also räumt sie auch den dunklen Anteilen ihr Recht auf Existenz ein. Denen verdanke sie schließlich, so Haibara, dass sie so manch traumatisierende Erfahrung überlebt habe. „Die haben Schlimmes von uns anderen ferngehalten. Und deshalb wurden sie ja so, wie sie sind." Haibara legt die Arme um ihren Oberkörper und erklärt, diese dunklen Anteile würden ja nicht die Person Haibara umbringen wollen. Aber sie seien manchmal so verzweifelt, dass sie ihr eigenes Leben mit einer Handvoll Schlaftabletten beenden wollen würden. Dass dies für mehr als ein Dutzend weiterer Menschen ebenfalls den Tod bedeute, weil sich alle schließlich diesen einen Körper teilen würden, sei denen nicht klar.
Sie hebt das Kinn und fasst sich an die Kette an ihrem Hals. Sie reibt gedankenverloren den goldenen Anhänger mit chinesischen Schriftzeichen zwischen den Fingerkuppen. Dann schaut sie verschmitzt, während sie erzählt, dass der Anhänger sie gefunden habe, als sie 20 Jahre alt war. Ihre Eltern hatten sie nach ihrem ersten Klinikaufenthalt abgeholt, und sie gingen gemeinsam spazieren. „Irgendwie hat er auf mich gewartet", erinnert sie sich. „Es war der letzte seiner Art, alle anderen waren bereits verkauft." Der Schriftzug bedeutet: Ein langes Leben leben. Und genau das, das habe sie auch vor, sagt Haibara bestimmt. Allen Widrigkeiten zum Trotz. Haibara hat bis heute mehr als 20 Suizidversuche überlebt.

Dissoziative Identitätsstörung
Seite 120

Medizinisches Glossar

1 Bipolare Störung

Eine bipolare Störung, vielen besser bekannt unter dem Begriff „manisch-depressiv", gehört zu den Stimmungsstörungen. Die Menschen schwanken zwischen extremen Emotionen, die sich in unterschiedlich langen Phasen abwechseln oder ineinander übergehen können. Die Redewendung „Himmelhoch jauchzend, zu Tode betrübt" beschreibt diese gegensätzlichen Phasen recht gut, aber auch Mischformen sind möglich, in denen die Symptome weniger deutlich hervortreten. Etwa 1,5 bis 3 Prozent der deutschen Bevölkerung, dabei Männer und Frauen zu gleichen Teilen, erkranken daran.

Manische Phasen können geprägt sein von Euphorie, Überaktivität und einem übersteigerten Tatendrang sowie einer tatsächlich erhöhten Leistungsfähigkeit und Kreativität, aber auch von Selbstüberschätzung bis hin zu Allmachtsfantasien. Diese intensiven Hochgefühle können schnell umschlagen in Gereiztheit, Distanzlosigkeit und Enthemmung, was sich z. B. in einem Kaufrausch oder gesteigerter Aggressivität äußert. Die depressive Phase dagegen umfasst z. B. große Traurigkeit oder Antriebslosigkeit, Interessenverlust, Freudlosigkeit und Konzentrationsstörungen sowie das Gefühl, innerlich wie versteinert zu sein. Die Person bemerkt meist nicht, dass sie den Bezug zu ihrer Lebensrealität verliert, und hat somit wenig Möglichkeiten, ihre Gefühle zu regulieren. Die manische Phase stellt sich für viele Betroffene eher positiv dar, da die gesteigerte Kreativität, Denkfähigkeit und Energie zunächst als angenehm wahrgenommen werden, aber es kann zu Handlungen kommen, die für die Person und/oder auch die Familie zu massiven finanziellen Belastungen und/oder Schulden führen kann. In der depressiven Phase rauscht die Stimmung derart in den Keller, dass es zu Selbstmordgedanken kommen kann.

Auffällig ist dabei, dass überdurchschnittlich viele kreative Menschen erkrankt sind. Die Ursachen liegen nach aktuellen Erkenntnissen in einer Kombination aus biologischen und genetischen Faktoren sowie äußeren Einflüssen. Sie sind jedoch bisher nicht vollständig geklärt.

2 Asperger-Syndrom

Das Asperger-Syndrom ist eine Kontakt- und Kommunikationsstörung, die als abgeschwächte Form des Autismus angesehen wird, und betrifft eine Person von hundert.

In unserer Gesellschaft gibt es sogenannte „ungeschriebene" soziale Regeln und gesellschaftliche Erwartungen. Unterhalten wir uns, sehen wir uns dabei an. Entsteht eine Pause im Gespräch, füllen wir sie mit Smalltalk. Diese Art der nonverbalen Kommunikation ist für Menschen mit Asperger-Syndrom oft ein Rätsel. Sie müssen sie auswendig lernen und jahrelang üben. Ihr Verständnis von sozialer Interaktion ist stark eingeschränkt. Für ihre Umwelt wirkt das Verhalten der Menschen mit Asperger-Syndrom oft erst einmal ungewöhnlich. Ironie, Witze, Sarkasmus, Redewendungen und Metaphern – solche Inhalte können Menschen mit Asperger häufig nicht deuten und nehmen Wörter erst mal wörtlich. Sie können sich nur sehr schwer in die Gedankenwelt anderer hineinversetzen. Gefühle und Emotionen, gezeigt durch Mimik, Tonfall, Körpersprache oder Gesten, bleiben ihnen verschlossen. „Aspies" sind dem ersten Eindruck nach oft schwierig im Umgang. Es lohnt sich aber, genauer hinzuschauen. Es verbergen sich erstaunliche Talente. Viele charakteristische Eigenschaften des Asperger-Syndroms werden auch als positiv wahrgenommen. Eine Unterhaltung mit ihnen ist frei von versteckten Bedeutungen oder Hintergedanken. Dazu sind sie hauptsächlich an aussagekräftigen Gesprächsbeiträgen interessiert und vermeiden sozial triviale Aussagen. Asperger-Klienten sind oft intelligent, begeisterungsfähig und beschreiten originelle, oft einzigartige Wege der Problemlösung.

Nicht jeder Betroffene muss in Therapie. Auch wenn sie für ihre Mitmenschen manchmal sonderbar erscheinen mögen: Viele Asperger-Autisten sind gut in der Lage, sich sozial anzupassen, einen Beruf auszuüben oder eine Partnerschaft einzugehen.

3 Emotional instabile (Borderline-) Persönlichkeitsstörung

Menschen mit einer emotional instabilen Persönlichkeitsstörung sind stark eingeschränkt in ihren Fähigkeiten im Umgang mit Gefühlen und Impulsen.

Auf emotionalen Stress und Frustration (z. B. durch Zurückweisung, Enttäuschung von Erwartungen) können diese Menschen oft nur mit unbeherrschter Wut, extremer innerer Anspannung, Vorwürfen, Gefühllosigkeit und Selbstentwertung reagieren. Zum Abbau der inneren Anspannung kommt es dann zuweilen zu selbstverletzendem Verhalten (Ritzen, Haut aufkratzen, exzessives

Essen und Geld ausgeben etc.) und ausgeprägten Spannungs- und Angstzuständen. Ihr eigenes Selbstbild ist erheblich gestört und findet seinen Ausdruck in extremer Selbstentwertung. Nicht selten sind traumatische, missbräuchliche Erlebnisse die Ursache dafür.
Oftmals handeln die Menschen aus dem Moment heraus, ohne an die möglichen (schädigenden) Folgen ihres Handelns zu denken. Diese werden ihnen meist später erst klar, was dann wiederum mit Scham- und Schuldgefühlen und Selbstvorwürfen einhergeht. Dies führt oft zu massiven Konflikten, mit denen diese Menschen oft nur schwer einen Umgang finden, was sozialen Rückzug, Isolation oder Aggressionen und häufige Konflikte in der Familie oder Partnerschaft zur Folge haben kann. Das vorherrschende Gefühl von innerer Leere und Hilflosigkeit kann zusätzlich zur Entstehung von Depressionen führen.
Die Menschen beschreiben ihre Gefühle als „Achterbahn extremer Gefühle und Spannungen". Für sie gibt es nur Schwarz oder Weiß – ohne Schattierungen. Und die Suche nach einer inneren Balance im Leben ist eine lebenslange zentrale Aufgabe. Sie vernachlässigen zwar ihre eigenen Wünsche und Angelegenheiten, sind dabei aber meist gut in der Lage, sich für die Belange und Bedürfnisse anderer einzusetzen.

4 Depressionen

Fast jeder fünfte Mensch erkrankt ein Mal im Leben an einer Depression, wobei Frauen doppelt so häufig betroffen sind.
Menschen, die an einer Depression erkranken, verändern sich. Sie leiden nicht unter einer tagesformabhängigen Traurigkeit oder unter einem als Enttäuschung empfundenen Erlebnis, welches den Tag darauf schon wieder vergangen ist. Sie leiden kontinuierlich unter Müdigkeit, Konzentrationsschwierigkeiten, Schuldgefühlen, Interesselosigkeit und Antriebsmangel. Sie empfinden selten Freude und werden von negativen Gedanken geplagt. Diese Merkmale sind dauerhaft – die Menschen können sich kaum von diesen negativen Gefühlen distanzieren. Zudem können körperliche Beschwerden wie Kopfschmerzen, Schwindel, Appetitlosigkeit, Rückenschmerzen, Schlafstörungen/Schlaflosigkeit bis hin zu einem veränderten Tag/Nachtrhythmus (...) eine Depression begleiten.
Die Ursachen für das Auftreten einer Depression sind sehr unterschiedlich. In der Regel gibt es einen Auslöser wie ein negatives Erlebnis (finanzielle Nöte, Isolation, Verlust eines geliebten Menschen), das zu den beschriebenen Symptomen führt. Aber auch biologische Faktoren wie

Vererbung oder Stoffwechselveränderungen im Gehirn spielen eine wichtige Rolle. Es gibt demnach einen Zusammenhang zwischen aktuellen Auslösern und einem erhöhten biologischen Risiko, an einer Depression zu erkranken. Faktoren wie Alter, sozialer Status, Herkunft, beruflicher Werdegang spielen hingegen keine Rolle.

Eine Depression kann einmalig auftreten oder wiederkehrend sein, die Dauer ist unterschiedlich, tritt aber zumeist in Episoden auf. So individuell die Symptome bei jedem Menschen sind, so individuell ist auch der Verlauf der Erkrankung und, damit einhergehend, der Schweregrad. Dieser kann sich von einer leichten depressiven Störung bis hin zu einer schweren chronischen Erkrankung, die eine Selbsttötung zur Folge haben kann, erstrecken. Das Wichtigste für den Umgang mit einer Depression ist, eine Depression medizinisch untersuchen zu lassen, denn die Heilungschancen sind bei frühzeitiger Behandlung gut.

5 Agoraphobie und Panikattacken

(Agora = offener Platz / Phobie = Angst)

Angst ist eine natürliche, positive Reaktion des Körpers, die vor bedrohlichen Situationen schützt. Jeder weiß, wie sich Angst anfühlt. Bei manchen Menschen nimmt die Furcht aber ein übersteigertes Ausmaß an. Dann wird von einer Angsterkrankung gesprochen, die, neben Depressionen, zu den häufigsten psychischen Erkrankungen zählt.

Angst im Fahrstuhl oder vor großen Menschenmengen – wenn keine Flucht oder Hilfe in Reichweite scheint, kann Panik, bis hin zum totalen Kontrollverlust, entstehen. Agoraphobie und Panikattacken treten nicht selten gemeinsam auf. Meistens ist zunächst für die erste plötzliche Panikattacke kein sichtbarer Grund erkennbar, findet sich später aber oft in der Kindheit.

Wiederholte Panikattacken bereiten die Sorge, dass diese wieder auftreten. So beginnt die Angst vor der Angst, begleitet von Atembeschwerden, Schmerzen in der Brust oder Herzrasen. Die Symptome sind sehr individuell, hinterlassen aber oft das Gefühl, verrückt zu werden, unangenehm aufzufallen oder sogar zu sterben.

Rückzug in die Isolation ist die Folge, Freizeit wird unmöglich. Oft geben sich betroffene

Menschen mit dem zufrieden, was sie haben, da sie meinen, nicht „mehr“ zum Leben zu brauchen. Dahinter versteckt sich oft die Angst, sich den eigenen Ängsten zu stellen. Viele Erkrankte bauen sich ein Helfersystem auf, um ihren Alltag zu bewältigen. Sie lassen sich zum Einkauf oder im Bus begleiten. Diese gut gemeinte Unterstützung hilft den Menschen kurzfristig, trägt aber dazu bei, dass die Erkrankung fortbesteht. Andere organisieren sich in ihren eigenen vier Wänden und verlassen für Wochen, Monate oder Jahre die Wohnung nicht mehr. Die modernen Medien geben dabei das Gefühl, am Leben teilzuhaben.

6 Dissoziative Identitätsstörung

Die dissoziative Identitätsstörung (DIS) ist eine schwere psychische Erkrankung, deren Diagnose in Fachkreisen stark umstritten ist. Schätzungen zufolge erkranken zwischen 0,5 und 1 Prozent der Allgemeinbevölkerung im Laufe ihres Lebens daran.

Die Ursache von komplexen dissoziativen Störungen sind Erlebnisse wie sexueller Missbrauch, Gewalt, Gefangenschaft und/oder Folter. Die Fähigkeit, etwas aus dem Alltagsbewusstsein abzuspalten, stellt eine Art Schutzmechanismus unserer Psyche dar. Durch diese Dissoziation werden überwältigende traumatische Ereignisse in Persönlichkeitsanteile abgespalten, die zu abgespaltenen Teilen einer Gesamtpersönlichkeit werden. Sie können eigene Namen, ein eigenes Alter, spezifische Vorlieben und Fähigkeiten und unterschiedliche Geschlechter besitzen. Aus diesem Grund wurde die dissoziative Identitätsstörung (DIS) früher auch als multiple Persönlichkeitsstörung bezeichnet.

Die Anzahl der Persönlichkeitsanteile bei komplexen dissoziativen Störungen ist recht unterschiedlich. Menschen mit einer Dissoziativen Identitätsstörung besitzen durchschnittlich 8 bis 10 Persönlichkeitsanteile. Es sind jedoch auch Fälle mit weit mehr als 100 Anteilen bekannt. Die meisten Menschen unter ihnen besitzen mindestens einen komplexen, hoch entwickelten Anteil, der im Alltagsleben zurechtkommt und funktioniert. Dieses Haupt-Ich weist zumeist ein breites Spektrum an Emotionen, Gedanken, Verhaltensweisen und Fertigkeiten auf. Die anderen Persönlichkeitsanteile haben hingegen häufig ein nur sehr begrenztes Repertoire. So kann es z. B. sein, dass ein Anteil nur über die Emotion Traurigkeit verfügt.

7 Posttraumatische Belastungsstörung (PTBS), Traumatisierung

Eine Traumatisierung, kurz Trauma genannt, ist die Reaktion eines Menschen auf ein Ereignis, das als lebensbedrohlich und in höchstem Maße als beängstigend empfunden wurde und dem er oder sie sich ohnmächtig und hilflos ausgeliefert fühlte. Dazu gehört z. B. das Erleben von Krieg, Naturkatastrophen, schweren Unfällen, Vergewaltigung, körperlichem oder seelischem Missbrauch.

Kennzeichen eines Traumas ist, dass es für den Menschen „überwältigend" ist. Es kann nicht mit den üblichen Bewältigungsstrategien im Gehirn verarbeitet werden und übersteigt die individuelle Belastungsgrenze. Die Person wird von intensiver, unkontrollierbarer Angst, Hilflosigkeit und psychischem Stress übermannt, weil sie sich nicht aus der Situation befreien kann. Auch nicht durch Kampf, Abwehr oder Flucht. Zum Schutz spaltet das Gehirn die Erinnerungen ab und verdrängt diese. Werden sie nicht aufgearbeitet, bleiben sie ein Leben lang im Gehirn. Zu besonders gravierenden Folgen können Verletzungen führen, wenn sie in der Kindheit erlebt werden.

Teile dieser traumatischen Erinnerungen können Jahre später plötzlich wieder aktiviert werden. Dies kann durch sogenannte Schlüsselreize geschehen, wie eine ähnliche Situation, ein Tonfall, ein Geräusch, ein Bild oder ein Geruch. Der Mensch kann in dem Moment von Flashbacks überflutet werden, sodass er unerwartet von denselben Gefühlen der Hilflosigkeit und Angst ergriffen wird. Diese Gefühle sind so stark und real, wie sie es in der Entstehungssituation waren.

Eine Traumatisierung kann zu weiteren vielfältigen psychischen Leiden führen wie massiven Ängsten (z. B. Soziophobie = Angst vor anderen Menschen), sozialem Rückzug, Panikattacken, Schlafstörungen, emotionaler Taubheit, Konzentrationsstörungen, Nervosität, dauerhafter Arbeitsunfähigkeit, Depressionen.

Traumatische Situationen erlebt jeder Mensch. Sie führen jedoch nur zu einer Traumatisierung, wenn der Einfluss auf Körper und Seele zu intensiv war und die Person diesen nicht gut verarbeiten kann.

8 Psychose

Psychosen sind relativ häufige Erkrankungen, etwa 1 bis 2 Prozent der Gesamtbevölkerung erkranken einmal im Leben daran. Das Krankheitsbild bei Psychosen ist sehr vielfältig. Diese Menschen haben typischerweise Sinnestäuschungen oder Wahnvorstellungen sowie schwerwiegende Denkstörungen, oft begleitet von starken Ängsten. Zusätzlich können auch Störungen des Antriebs oder sogenannte Ich-Störungen auftreten.

Die Möglichkeit einer Psychose trägt jeder Mensch in sich, ausgelöst werden kann diese durch massiv einschneidende Erlebnisse oder Stress. Besonders gefährdet sind Jugendliche und junge Erwachsene. Viele Formen beginnen zwischen der Pubertät und dem 35. Lebensjahr, können sich jedoch prinzipiell in jedem Lebensalter entwickeln, wobei Psychosen im Kindesalter eher selten vorkommen.

Meist gehen die Veränderungen und Verzerrungen der eigenen Wirklichkeit in der Psychose langsam, teilweise über Jahre, vonstatten. Sie kann als Symptom verschiedener anderer Erkrankungen auftauchen, wie z. B. bei Depressionen und Manien, Hirnerkrankungen. Auch Drogenkonsum kann Psychosen hervorrufen. Die Gründe für eine Psychose sind vielfältig und ein komplexes Zusammenspiel aus biologischen, sozialen und psychologischen Faktoren.

Für Angehörige und das soziale Umfeld ist der Umgang mit Menschen in einer psychotischen Krise meist schwierig, weil sie die Tendenz haben, Dinge und Erlebtes direkt auf sich zu beziehen. Sie fühlen sich zunehmend von ihrer Umgebung bedroht, verfolgt und beobachtet. Sie glauben, dass andere ihre Gedanken lesen können, oder fühlen sich fremdgesteuert. In der Regel hören sie Stimmen oder sehen Dinge, die objektiv nicht da sind. Die Betroffenen erleben all dies als absolut real und sind überzeugt von ihrer „falschen" Realität. Dies erschwert die Krankheitseinsicht in der Krise deutlich – oft ist diese sogar unmöglich.

9 Paranoide Schizophrenie

Schizophrenie ist eine schwere psychische Erkrankung, bei der eine Bewusstseinsspaltung vorliegt. Etwa 1 bis 2 Prozent der Gesamtheit der Menschen leiden weltweit darunter, wobei Männer und Frauen gleich häufig betroffen sind. Fast immer wird diese Erkrankung im Jugend- oder frühen Erwachsenenalter ausgeprägt.

Diese Menschen leben sowohl in der Realität als auch in einer von ihnen eingebildeten Welt. Es kommt zu Realitätsverschiebungen: Die eingebildete Realität wird für die Betroffenen zur handlungsweisenden Realität. Ihr Denken, Empfinden und Verhalten sind oft ein Leben lang beeinträchtigt. Diese Störung kann sich auf sehr unterschiedliche Arten zeigen. Oft äußern Menschen mit Schizophrenie abwegige oder unrealistische Gedanken. Ihr Denken springt ohne erkennbare Logik, sodass es unmöglich erscheint, ihren Ausführungen zu folgen. Auch die Beschreibung einer Gedankenleere ist typisch. Oft werden Stimmen und/oder Geräusche gehört, die real nicht vorhanden sind. Die Menschen zeigen zudem Auffälligkeiten im Verhalten: Bei Ereignissen, die normalerweise traurig oder glücklich machen würden (Hochzeit, Begräbnis usw.), zeigen sie einerseits häufig keine erkennbare emotionale Reaktion. Andererseits sind gezeigte Gefühle oft sehr unpassend. Der Betroffene lacht über schlechte Nachrichten, gerät ohne erkennbaren Grund in rasende Wut oder reagiert betrübt auf für andere Beteiligte erfreuliche Begebenheiten.

Über die Ursachen sind sich Fachleute weiterhin uneinig, jedoch geht man nach heutigem Stand von einer Kombination mehrerer Faktoren aus. So wird diese Krankheit teilweise „vererbt“, durch gestörte biochemische Vorgänge oder körperliche Fehlentwicklung im Gehirn verursacht und in vielen Fällen durch starken Stress ausgelöst. Auch der missbräuchliche Konsum bestimmter Drogen ist, in Kombination mit den anderen oben genannten Ursachen, ein begünstigender Faktor.

Die Wahrscheinlichkeit, im Erwachsenenalter an Schizophrenie zu erkranken, ist äußert gering. Einem Ausbruch der Krankheit geht in den meisten Fällen eine lange Vorgeschichte von sozialem Rückzug und anderen Krankheitszeichen voraus.

Nachwort

Landespastor Dirk Ahrens

„Hast du ein gebrochenes Bein, akzeptieren das alle. Hast du eine gebrochene Seele, wirst du aus der Gesellschaft ausgestoßen.“ So beschreibt es Nati in ihrem Porträt. Eine von 14 Geschichten, durch die wir mehr als deutlich die Einsamkeit herauslesen können, die mit Krankheit einhergeht. 14 erschreckende Belege dafür, wie schwer sich unsere Gesellschaft erst recht mit psychisch kranken Menschen tut. Dort, wo physisch Kranken Fürsorge und Mitgefühl entgegengebracht werden, müssen psychisch kranke Menschen Angst, Abwehr und eine Dämonisierung ihrer Person erleben und aushalten.

Wie gut, dass es Brückenbauerinnen und Brückenbauer gibt: Menschen und Institutionen, die dabei helfen, psychische Erkrankungen zu verstehen und ins Leben zu integrieren. Es braucht die Friedas, Claras, Peters, die hier als Betreuerinnen und Betreuer der Pestalozzi-Stiftung Hamburg von den Betroffenen als so hilfreich beschrieben werden. Es braucht das Fachwissen, was es heißt, psychisch krank zu sein, und Orte, wo sich Betroffene sicher und aufgehoben fühlen und so sein dürfen, wie sie sind.

Die Porträtierten nennen die Einrichtungen der Pestalozzi-Stiftung Hamburg liebevoll „Bematschten-Club“ und die Sozialpädagoginnen und -pädagogen „Brieföffner“. Denn neben aller Fachlichkeit braucht es vor allem Wärme und Menschlichkeit. Hier wird zugehört, beraten, gemeinsam gekocht, spazieren gegangen, und vor allem wird hier drangeblieben, auch wenn jemand sich schräg, unangemessen, gar aggressiv oder anders befremdlich verhält. So entsteht für die Betroffenen wie Anna das Gefühl, „ein bisschen zu dieser Gesellschaft zu gehören“. Das ist das Ziel der Diakonie: eine offene Gesellschaft. Dafür müssen wir zuhören, anstatt zu verurteilen. In diesem Buch gelingt das ganz wundervoll.

Als Diakonie arbeiten wir an der Verwirklichung einer offenen Gesellschaft nicht nur, weil wir um die sozialpolitische Bedeutung wissen und weil uns Fachwissen und Political

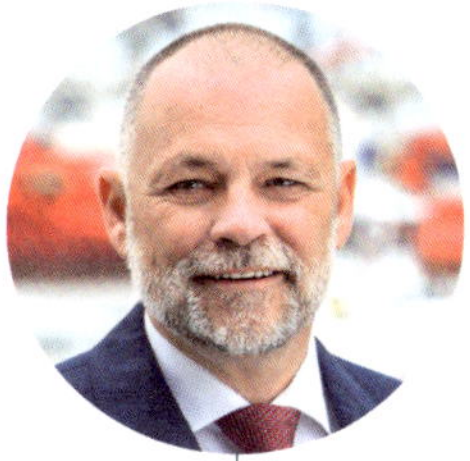

„Neben aller Fachlichkeit braucht es vor allem Wärme und Menschlichkeit."

Correctness dazu anhalten. Wir tun dies begründet aus unserem Glauben. Sich kümmern, verstehen wollen und offen zu sein gegenüber Menschen, die anders sind, ist gelebter Glaube. Mit unserem Glauben können wir gar nicht anders, als auf das Andere, das scheinbar Fremde, zuzugehen. Unserem christlichen Glauben inhärent ist die Einladung, ja Aufforderung, uns der Welt zuzuwenden.
Das Entscheidende des Glaubens liegt nicht in dem beruhigenden Trost stabilisierender Lebensgewissheit. Das Tröstliche des Glaubens besteht darin, dass wir die Welt, wie sie ist, in ihrer Vielschichtigkeit, ihrer Uneindeutigkeit, mit all ihren Widersprüchen und Befremdlichkeiten nicht länger beschönigen oder negieren müssen, sondern dass wir getrost auch Klage und Verzweiflung (er-)leben können, weil darin mehr ehrliche Hoffnung liegt als in der einfachen Beteuerung von Sinn.
Das ist in doppeltem Sinne befreiend. Es befreit mich von meiner Furcht vor dem, was mir fremd scheint, auf dass ich mich trotzdem und gerade deshalb dem Anderen zuwenden kann. Und es befreit diejenigen, die an der Welt leiden, weil sie nicht falsch sind, sondern genauso zur Schöpfung Gottes gehören, in der Platz ist für Trauer, Schmerz und Klage. Und Platz bedeutet hier nicht einfach geduldet zu sein, sondern mit offener Neugier bedacht und mit echtem Interesse gefragt zu werden, so wie es ganz wunderbar geschieht in „Wir, ‚Kinski' und ich". Denn, so Cem in seinem Porträt: „Wo es keinen Platz für Menschen wie mich gibt, gibt es keinen Gott."

Das Leben bildet

In unseren Veröffentlichungen beziehen wir uns oft auf unseren Namensgeber Johann Heinrich Pestalozzi. Auch die Überschrift „Das Leben bildet“ stammt aus seinem großen Zitatenschatz und gibt genau das wieder, was wir mit diesem Buch gern erreichen möchten. Die Porträts von Wiebe Bökemeier beschreiben Menschen, die auch durch ihre Lebenserfahrungen zu dem wurden, was sie heute sind. Sie machen anschaulich, wie es sich anfühlt, anders zu sein und eigentlich „ganz normal“ sein zu wollen.

Wir wünschen uns, dass diese Geschichten bei Ihnen, den Leserinnen und Lesern, Empathie auslösen: die Bereitschaft, Empfindungen, Emotionen, Gedanken, Motive und Persönlichkeitsmerkmale einer anderen Person zu erkennen, zu verstehen und nachzuempfinden.

Das ist eine wichtige Voraussetzung, um in einem zukünftigen Kontakt ein klares und gutes Gegenüber zu sein und so einen Beitrag zu der erhofften Normalität zu leisten.

Wir stellen Ihnen mit diesen Porträts ein Arbeitsfeld der Pestalozzi-Stiftung Hamburg vor, das nicht so häufig im Licht der Öffentlichkeit steht. 2017 haben einige der von uns betreuten Menschen mit einem wunderbaren Kunstkalender auf sich aufmerksam gemacht. Nun kommen sie direkt zu Wort.

Unser Dank gilt daher in erster Linie den Menschen, die sich unter dem Schutz der Anonymität bereit erklärt haben, etwas von sich und ihrer Geschichte preiszugeben. Ein enormer Schritt, vor dem wir den allergrößten Respekt haben! Gleichzeitig gilt unser Dank der Autorin, die im persönlichen Kontakt und in ihren Porträts so mit ihnen umgegangen ist, wie diese es erhofft haben und wie es ihnen gerecht wird.

Auch allen anderen Personen, die mit ihrem Wissen und ihrem Tun an der Entstehung des

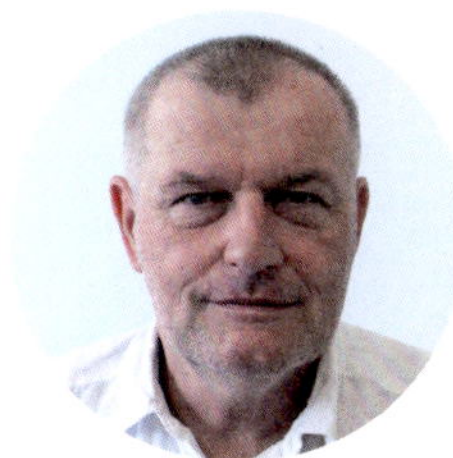

Buches mitgewirkt haben, gilt unser herzliches Dankeschön!
Besonders herausheben möchte ich Petra Oelker, die sich bereit erklärt hat, die Schirmherrschaft für diese Veröffentlichung zu übernehmen. Für uns „Nicht-Literaten" ist es eine tolle Wertschätzung, von einer sehr erfolgreichen und profilierten Schriftstellerin bei unserem Anliegen unterstützt zu werden! Vielen Dank!
Natürlich bedanken wir uns auch bei Ihnen, unseren Leserinnen und Lesern, für den Kauf dieses Buchs! Wenn wir Ihre Neugierde für die Arbeit der Pestalozzi-Stiftung Hamburg geweckt haben sollten und/oder Sie uns finanziell durch eine Spende, Schenkung oder Erbschaft unterstützen möchten, stehe ich Ihnen persönlich sehr gerne als Gesprächspartner zur Verfügung.

Sie können unsere Arbeit auch durch Ihren Beitritt oder Ihre Mitwirkung im Freundes- und Förderverein der Pestalozzi-Stiftung Hamburg unterstützen.
Mehr erfahren Sie unter:
https://verein.pestalozzi-stiftung.hamburg
oder schreiben Sie uns:
kontakt@verein.pestalozzi-stiftung.hamburg
Wenn Sie es wünschen, komme ich auch gerne bei Ihnen vorbei. Sie erreichen uns per
Telefon: 040 639 014-0 oder per
Mail: info@pestalozzi-hamburg.de

Ihr
Christian Violka
Vorstand

Beteiligte

Petra Oelker hat Sozialpädagogik studiert und als Journalistin gearbeitet. Heute arbeitet sie als Buchautorin. Mit ihren historischen Kriminalromanen eroberte sie auf Anhieb die Bestsellerlisten.

Ingrid Körner ist seit 2011 Senatskoordinatorin für die Gleichstellung behinderter Menschen in Hamburg. Die Studienrätin engagierte sich seit den 1980er Jahren in zahlreichen ehrenamtlichen Funktionen für Menschen mit Behinderungen.

Dirk Ahrens ist seit 2014 Landespastor und Vorstandsvorsitzender des Diakonischen Werkes Hamburg. Zuvor war er Vorstand des Diakonischen Werkes Hamburg für die Leitung des Diakonie-Hilfswerks.

Wiebe Marie Bökemeier, freie Journalistin und Autorin seit 2003, schreibt von Hamburg aus für Magazine, Frauenzeitschriften und Tageszeitungen.

Britt Lemke, Diplom-Sozialpädagogin mit Zusatzqualifikationen für Suchttherapie und posttraumatische Belastungsstörungen, leitet in der Pestalozzi-Stiftung Hamburg seit 2011 den Bereich Assistenz zur Teilhabe.

Christian Violka ist seit 2004 Vorstandsmitglied bei der Pestalozzi-Stiftung Hamburg. Sein Engagement für die Stiftung begann schon früher: Seit 1987 war er mit pädagogischen Aufgaben für die wachsende Stiftung tätig.

Kontakt/Impressum

Geschäftsstelle der Pestalozzi-Stiftung Hamburg
Brennerstr. 76, 20099 Hamburg
Tel.: 040 639 014-0
Fax: 040 639 014-11
E-Mail: info@pestalozzi-hamburg.de
Web: www.pestalozzi-hamburg.de

Grafik und Redaktion: BKM GbR Hamburg

Bildnachweis:
Porträtbilder: privat
iStockphoto.com: S. 10 (Linjerry), 18 (ollo), 26 (gremlin), 32 (Sjoerd van der Wal), 40 (kevron2001), 46 (xmocb), 62 (Eshma), 70 (Tennessee Witney), 78 (arthit_sr), 86 (solarseven), 100 (fstop123), 106 (Martin Barraud)

ISBN 978-3-00-063467-3

1. Auflage: 5.000 Exemplare, September 2019